Chee Soo

Taoistisches YOGA

Die alte chinesische Kunst harmonischer Entfaltung des Lebens

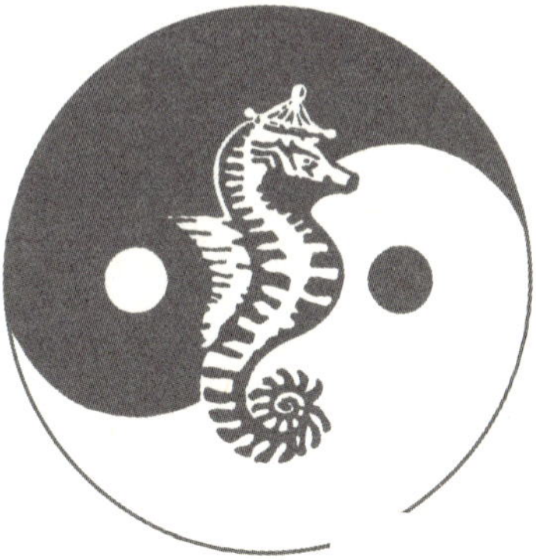

Kösel

Übersetzung aus dem Englischen: Norbert Meller, Gronau.
Die Originalausgabe erschien unter dem Titel »Taoist Yoga. The Chinese Art of K'ai Men« bei The Aquarian Press/Thorsons Publishing Group Ltd., Wellingborough, Northamptonshire, England.

Dank

Für die Zeit und Hilfe, die sie für die Vorbereitung dieses Buches aufbrachten, möchte ich Chris Wuesthoff, John Solagabade, Diane Wright und Dorothy Hargrave danken.

Chee Soo

CIP-Kurztitelaufnahme der Deutschen Bibliothek

Soo, Chee:
Taoistisches Yoga : d. alte chines. Kunst
harmon. Entfaltung d. Lebens / Chee Soo.
[Übers. aus d. Engl.: Norbert Meller]. –
München : Kösel, 1987.
Einheitssacht.: Taoist yoga ⟨dt.⟩
ISBN 3-466-34158-2

Gesamtherstellung: Kösel, Kempten.
Umschlag: Günther Oberhauser, München, unter Verwendung des Fotos der Originalausgabe.
ISBN 3-466-34158-2

Inhalt

1. Einleitung

Viele Menschen im Westen haben die Vorstellung, daß die Chinesen die Dinge von rückwärts nach vorwärts oder verkehrt herum machen. So entspricht z. B. die Vorderseite eines chinesischen Buches im Westen der Rückseite, und anstatt von links nach rechts lesen die Chinesen von oben nach unten. Dies hat mit der Art der benutzten Schreibschrift zu tun und bedeutet nicht, daß entweder die chinesische oder die westliche Methode irgendwie »besser« oder logischer als die andere ist.

Auch in anderen Bereichen haben die Chinesen immer eine Haltung vertreten, die westlichen Menschen »verkehrt« erscheinen mag. Wenn z. B. plötzlich auf der Haut Pickel auftreten, würde ein Chinese keine Salbe auftragen, damit die Pickel verschwinden, und dann zusehen, wie sie am nächsten Tag wieder da sind. Er würde keine Tabletten nehmen, um einen Migräneanfall zu lindern, nur um in der nächsten Woche das gleiche nochmals zu erleben. Statt dessen würde er an der Ursache der Krankheit ansetzen, sie bekämpfen, und ihr so ein Ende setzen. Diesem Prinzip sind die Chinesen während ihrer langen Geschichte stets gefolgt.

In der Zeit von 10000 bis 3000 vor Christus, die allgemein als »urzeitliche Periode« (Yuan Shi She Hui) bekannt ist, waren die Chinesen sehr abergläubisch. Dies führte sie dazu, die Tiefen des Übernatürlichen, die geistige Natur, die physische und geistige Alchemie, die psychischen Kräfte und die Sphären des Okkulten zu erforschen. Sie erkundeten die vielfältigen Richtungen und Wege des Bewußtseins und der Meditation sowie die unermeßlichen Energien und die Lebenskräfte, die in uns selbst und in allen Erscheinungen des Universums existieren. Die Chinesen beschäftigten sich mit diesen Bereichen intensiver, als es die Menschen im Westen je getan haben. Jedes Detail wurde sorgfältig studiert und geprüft, der menschliche Körper wurde gleichsam zu einer »offenen Tür«. Am Anfang erschien das Universum den Chinesen wie ein Kind, das sie durch das Verständnis ihres eigenen Wesens zur Reife führen wollten. Aber indem sie ihr eigenes Selbst völlig erkannten, sahen sie, daß sie selbst die Kinder waren und das Universum ihre Mutter.

Hinzu kam die sorgfältige und gewissenhafte Erforschung der unermeßlichen Energien und Lebenskräfte aller Phänomene innerhalb des Universums. Die Erforschung der Existenz und Eigenschaften der makrokosmischen und mikrokosmischen Energien ergab, daß diese Energien sowohl im menschlichen Körper als auch in allen anderen Dingen vorhanden sind. Dies führte die Chinesen schließlich dazu, das Konzept von Yin und Yang und von der Zweiheit in der Einheit zu formulieren.
In dieser Periode wurden auch die grundlegenden Gedanken der »Bahnen der Meridiane« formuliert, die in Akupunktur, Meridian-Heilung, Akupressur, Heilung durch Vibration, Li-Heilung, Ch'i-Heilung sowie in der chinesischen Massage intensiv genutzt werden. Ursprünglich wurden mit diesen Bahnen die psychischen und energetischen Zentren des Körpers geöffnet. Sie werden auch heute noch auf diese Weise genutzt, jedoch wird jetzt größeres Gewicht auf ihre Bedeutung für das Heilen gelegt.
Gründlich erforscht wurde auch die Meditation mit all ihren verschiedenen Formen und Wegen. Man legte Prinzipien und Rituale fest, so daß jeder den verschiedenen Pfaden folgen konnte, ohne seinen Weg zu verlieren. Ebenso wurde die Heilung durch Meditation entdeckt, und man machte große Fortschritte beim Verständnis der Heilpflanzen und deren heilkundlicher Anwendung. Alte chinesische Aufzeichnungen enthalten Einzelheiten über mehr als 30000 verschiedene Heilpflanzen.
Die sogenannte »urzeitliche Periode« war also in verschiedener Beziehung, besonders aber was das Verständnis spiritueller Angelegenheiten angeht, eine dynamische und fortschrittliche Zeit. Weissagung, Spiritualismus, Aberglaube, die Erforschung des Übernatürlichen, die Anwendung von Farben, das Studium der Zahlen und der natürlichen Energien und vieles mehr wurden in einem solchen Maße betrieben, daß kein Weg unerforscht und kein Mittel unversucht blieb, die Prinzipien zu verstehen, nach denen das Universum wirkt und was »es« ist, das uns am Leben hält.
In der Periode ungefähr von 3000 vor Christus bis etwa zur Geburt Christi wurden in China die grundlegenden moralischen, religiösen und philosophischen Systeme eingeführt. Dies war die Zeit der großen chinesischen Philosophen und die Zeit, in der sich zahlreiche religiöse Gruppierungen bildeten, von denen viele nur eine relativ kurze Zeit bestanden. Andere jedoch, wie zum Beispiel der Taoismus und der

Ch'an-Buddhismus, festigten sich immer mehr und existieren auch heute noch.
Viele im Westen glauben, daß der Taoismus lediglich eine alte und überholte Religion ist. Solche Menschen, die höchstwahrscheinlich so erdgebunden sind, daß sie nicht weiter sehen können als bis zu dem Auto vor ihrem Haus, oder der Kleidung, die sie tragen, oder der jahrelangen Abzahlung ihre Hypotheken, oder der Krankheit, an der sie täglich leiden, sind zu bedauern. Denn in Wahrheit ist der Taoismus heute genauso lebendig wie vor einigen tausend Jahren. Dies ist den Lehrern zu verdanken, die den Taoismus in ihrem eigenen Leben fortgesetzt haben und ihre Erfahrung, ihre Einblicke und ihr Verständnis des Tao anderen mitteilten.
In dieser Epoche, die wir in etwa von 3000 vor Christus bis zu seiner Geburt ansetzen, haben viele Weise ihre Gedanken, Überzeugungen und Ermahnungen niedergeschrieben, aber durch die Zeit, die Kriege und anderes sind viele Schriften verlorengegangen. Dennoch sind glücklicherweise eine beträchtliche Anzahl der Schriften von Lao Tzu, Chuang Tzu und Konfuzius erhalten geblieben, wenngleich sie auch nicht immer in Übereinstimmung mit der wahren chinesischen Denkweise übersetzt wurden. Ohne selbst Taoist zu sein, haben viele westliche Autoren versucht, den Eindruck des Geheimnisvollen um das Tao zu schaffen und es sonderbar und nicht von dieser Welt erscheinen zu lassen. Die Grundlage des Taoismus bestimmt jedoch ein einfacher Gedanke: die Balance der gegensätzlichen, sich jedoch ergänzenden Kräfte von Yin und Yang, sowie die Harmonie der Zweiheit in der Einheit. Obgleich getrennt voneinander ist doch alles eins im Universum und alles ist eins mit dem höchsten Geist oder Gott, wenn man es so nennen will.
Etwa ab 1000 vor Christus begannen die Chinesen, der physischen und kulturellen Seite ihres Lebens größere Aufmerksamkeit zu widmen und die Tiefen physischer Alchemie zu erforschen. Etwa 200 vor Christus, ungefähr zu der Zeit, als Bodhidharma zum Shaolin-Tempel gelangte, begannen sich die Kampfkünste zu entwickeln. Zu Beginn waren diese durch den Einsatz reiner Gewalt und Muskelkraft äußerst hart und brutal. Als die Übenden der Künste erkannten, wie sie ihre innere Energie (Neichung Ch'i) kontrollieren und nutzen konnten, lernten sie, Schläge durch Fäuste oder Waffen einzustecken, ohne dabei den geringsten Schmerz zu empfinden und ohne irgendein körperliches Zeichen davonzutragen. Die Mönche, die zu jener Zeit

im Shaolin-Tempel übten, wurden berühmt durch ihr tägliches, äußerst hartes körperliches Training und durch ihre Überlegenheit im Boxen.

Noch während der »urzeitlichen Periode« wurden acht grundlegende körperliche Übungen – die meisten in einer sitzenden oder hockenden Position – entwickelt, mit dem Ziel, die Bahnen im Körper und im Geist für ein höheres Bewußtsein zu öffnen. Bodhidharma erhöhte die Zahl der Grundstellungen auf achtzehn, wobei die meisten neuen Übungen in einer stehenden Position gemacht wurden.

Etwa zu der Zeit um Christi Geburt verlagerte sich die Betonung von den »äußeren« Künsten, basierend auf harter körperlicher Überlegenheit, zu den weicheren »inneren« Künsten. Auf den Gebrauch der inneren Energie als eine äußere Kraft wurde über den Wirkungskreis des Körpers hinaus großer Wert gelegt. Die Geschmeidigkeit des Körpers, Flexibilität und Sanftheit von Körper und Geist wurden die Grundlage zur Erforschung des Selbst. Während dieser Epoche der chinesischen Geschichte wurde erstmals die Kunst des T'ai Chi Ch'uan, bestehend aus dreizehn Grundstellungen, eingeführt und auch K'ai Men, das taoistische Yoga, wurde entwickelt und zu einem Teil der chinesischen Lebensweise. Zu Beginn wurden hierbei die zuvor erwähnten acht Grundstellungen benutzt.

Indem die Chinesen ein tiefes Verständnis des Universums und ihres Selbst entwickelten, begannen sie wirklich am Anfang: nämlich mit dem Studium der spirituellen Welt. Durch die Hinwendung zu sich selbst konzentrierte sich dann ihr Streben auf den Sittenkodex und die Moral, und von dort aus begannen sie, ihren religiösen Glauben und ihre philosophischen Ansichten zu entwickeln. Schließlich schlossen sie den Kreis, indem sie sich sowohl dem Körper, seiner Gesundheit, seinen Energien und Lebenskräften zuwandten, als auch der Art und Weise, in der diese Energien gefördert, kontrolliert und genutzt werden können, sowohl für sich selbst als auch zum Wohle anderer.

Die Menschen im Westen können versuchen, körperliche Übungen als einen Weg der Öffnung des Geistes und der Seele zu benutzen, jedoch liegt der wirkliche Beginn, wie K'ai Men und alle anderen Bereiche des Taoismus betonen, in der geistigen Natur. Nur wenn man auf diese Weise beginnt, kann man erwarten, ein wahres Verständnis für die Kräfte im Universum und im Selbst zu erlangen, und die Dinge so sehen, wie sie wirklich sind.

2. Der Weg des K'ai Men

Taoistisches Yoga ist seit langem bekannt als die »offene Tür« (K'ai Men), obgleich es während seiner langen Geschichte manchmal auch als »Einheit« (Ho Ping) und als »Harmonie« (Ho Hsieh) bezeichnet wurde. K'ai Men ist jedoch der geeignetste Name, da er die Vorstellung ausdrückt, daß taoistisches Yoga den Zugang zu allen Bahnen des Geistes, der Seele und des Körpers ermöglicht. Obwohl sie ihre eigene Identität bewahren, sind sie doch eins und spiegeln so die Balance von Yin und Yang und die Zweiheit in der Einheit aller Dinge im Universum.

Die Grundlagen des Taoismus und somit auch die des K'ai Men wurden, wie bereits gesagt, in der »urzeitlichen Periode« der chinesischen Geschichte festgelegt. Während dieser Periode wurden auch die ersten Grundregeln, denen die Taoisten folgen sollten, aufgestellt. Eine wichtige Grundregel war: *quäle niemanden, behindere niemanden, schade niemandem und verletze niemanden, weder durch Gedanken noch durch Taten*. Sich hieran zu halten und danach zu leben ist schwer, die Bedeutung und Moral dieser Regel jedoch ist unbestreitbar.

Beklagen sich die Fische im Wasser darüber, daß es kalt oder schmutzig ist? Natürlich nicht. Beklagen sie sich, wenn das Meer stürmisch wird, oder sind sie neidisch oder versuchen sie, sich gegenseitig auszubeuten? Nein. Sie leben in ständiger Harmonie, sie beneiden oder hassen niemals irgend etwas. Das Leben bedeutet für sie nichts weiter als zu leben. In der Natur gibt es keine Vergleiche und sogar die Liebe ist außerhalb der menschlichen Welt bedeutungslos. Es kommt darauf an, im Jetzt zu leben. Zur geistigen Welt gelangen wir durch permanent gute Gedanken und Taten, jetzt und zu jeder Minute des Tages. Durch diese Lebensweise wird alles zu einer »offenen Tür«, und das Tao offenbart sich in allen Handlungen und in allen Gedanken.

Als ersten Schritt zur Erlangung völliger Selbstkontrolle und zur Vertiefung des Bewußtseins und der Wahrnehmungsfähigkeit sollte man die innere und die körperliche Seite des Lebens durch sensible Ernährungsgewohnheiten reinigen. Eine Ernährung nach Ch'ang

Ming (siehe 4. Kapitel) reinigt die inneren Organe und verhilft zu einer stabilen Gesundheit. Man fühlt sich gesünder und entspannter als jemals zuvor. Beim Befolgen dieser Richtlinien kommt es nicht darauf an, welcher Religion man angehört, denn der Taoismus ist keine Religion – nicht einmal ein Glaube oder eine Denkweise. Er ist vielmehr der Pfad, der Verlauf des eigenen Lebensweges, der schon lange vor der Geburt festgelegt wurde. Seien Sie deshalb so verständig, dem Weg zu folgen, seien Sie lernbegierig, seien Sie einsichtig im Üben der Selbstbeherrschung und nehmen Sie wahr, was um Sie herum geschieht, und sogar noch mehr, was in Ihnen selbst geschieht.

Wenn man sensibler für seine Ernährungsgewohnheiten geworden ist und so gelernt hat, sich als Teil der Natur zu verhalten und ihr näher zu kommen, besteht der nächste Schritt darin, die Energien des eigenen Körpers zu fördern, um ihr wahres Potential zu erkennen. Diese Energien kann man in vier Bereiche einteilen.

Physische Energie

Die physische Energie kommt durch die Muskeln und das Gewebe zur Anwendung. Wenn man zum Beispiel etwas hochhebt, werden diese automatisch wirksam. Im K'ai Men bezeichnen wir dies als »Muskelveränderungen«. Diese Muskelveränderungen im Körper sind der Grund dafür, daß die K'ai Men-Übungen äußerst wirkungsvoll sind. Über die Muskeln des Körpers beginnen wir damit, die Bahnen zu öffnen, die notwendige Voraussetzung, um jede Tür in uns aufzutun. Dabei helfen gute Ernährungsgewohnheiten, denn sie fördern und erhalten die Flexibilität des Körpergewebes, auch wenn man an Jahren älter wird. Eine Neubelebung des Körpers erreicht man nicht alleine nur durch eine bestimmte Ernährung, sondern auch durch spezielle und regelmäßige Atemübungen. Diese führen nicht nur den normalen Bahnen zusätzliche Kraft zu, sie unterstützen zudem die Körperbahnen in dem Prozeß, sich zu öffnen und zu stärken.

Zusätzlich zu dem muskulären System besitzen wir auch ein kompliziertes System von Blutgefäßen, die jeden Teil des Körpers versorgen und von einem komplexen Nervensystem unterstützt werden. Wenn sie auch auf ihren speziellen Gebieten getrennt sind, so wirken sie doch im menschlichen Körper als ein Ganzes. Zur Förderung einer stabilen Gesundheit, zur Gewinnung vermehrter Vitalität und zur

Unterstützung des Reinigungsprozesses im gesamten Organismus ist es erforderlich, zusätzlich zu guten Ernährungsgewohnheiten für eine ausreichende Zufuhr von Sauerstoff zu sorgen. Daher stellt eine beständige tiefe Atmung auch eine absolute Voraussetzung für die Regenerierung und Energieaufladung des Körpers dar.

Geistige Energie

Man wird ohne weiteres einsehen, daß es starker Energien bedarf, damit der Verstand fähig wird, als ständiges Bindeglied zum Geist zu fungieren, Botschaften hin- und herzuleiten, permanent Gedanken, Gefühle, Wahrnehmungen sowie Körperbewegungen, so gering diese auch sein mögen, zu beherrschen. Man fühlt sich immer dann lustlos und müde, wenn Vitalität und Energie des Verstandes erschöpft sind. Wenn man wirklich ernsthaft meditieren will, ist es wichtig, daß der Körper über genügend Energie und Vitalität verfügt, um den Verstand mit all seinen Bedürfnissen und Anforderungen ausreichend zu versorgen, denn zur Konzentration benötigt man eine große Menge Energie. Gute und geeignete Ernährungsgewohnheiten, verbunden mit einer dauernden und regelmäßigen tiefen Atmung in jeder Minute des Lebens, sind daher eine absolute Notwendigkeit.

Innere Energie

Neben der körperlichen und geistigen besitzen wir noch eine Energieform, die gewöhnlich als »innere Energie« (Neichung Ch'i) oder genaugenommen als »eigentliche Energie« (T'ien Jan Neng Li) bezeichnet wird. Die meisten Menschen, die die chinesischen Künste praktizieren, bezeichnen sie jedoch als »Lebenskraft« (Sheng Ch'i), und ein wesentliches Ziel der Übenden besteht darin, diese dynamische Kraft zu wecken, zu kultivieren, zu entwickeln und zu kontrollieren. Das ist nichts Geheimnisvolles, denn die Lebenskraft ist die natürliche Energie des Körpers, und jeder besitzt sie seit seiner Geburt. Diese Kraft tritt zum Beispiel in Aktion, wenn ein Baby Ihre Finger ergreift. Das Baby hat noch keine Zeit gehabt, die Muskeln zu entwickeln, und dennoch hält es Ihre Finger so fest umschlossen, daß Sie sich wundern mögen, wie es dazu fähig ist. Leider setzen wir vom fünften oder sechsten Lebensjahr an mehr und mehr unsere körperliche Kraft ein, so daß die innere Energie oder Lebenskraft weitgehend

stillgelegt ist und während des Älterwerdens nur noch wenig benutzt wird.
Die natürliche Kraft des Körpers ermöglicht es, die tägliche Arbeit ohne körperliche Anstrengung zu verrichten, und auch ohne sich dabei erschöpft, müde oder lustlos zu fühlen. Haben Sie bemerkt, wie abgespannt und müde Sie etwa im Oktober oder November eines jeden Jahres zu werden scheinen? Der Grund hierfür liegt darin, daß Sie gerade eine Yin-Phase des Jahres erreicht haben, die Muskeln, Gewebe und Knochen des Körpers beeinflußt. Wenn Sie sich in der Verrichtung der täglichen Arbeit zu sehr auf die körperliche Kraft stützen, werden Sie ganz bestimmt die Belastung fühlen.
Die innere Energie unterstützt die Neubelebung der verschiedenen funktionalen, kontrollierenden psychischen Zentren im Körper, so daß diese nicht nur geschmeidiger und flexibler, sondern auch viel empfänglicher werden. Darüber hinaus ist eine tiefere Meditation möglich, denn der Verstand verfügt dann über eine unbegrenzte Energiequelle, die er jederzeit bei Bedarf nutzen kann. Diese Energie wird durch die verschiedensten Atemübungen aufgebessert, die alle verschiedene Aufgaben erfüllen. Das Hauptziel besteht jedoch darin, den »Unteren Ofen« oder »Kessel« (Hsia Lu), den »Goldenen Ofen« (Chin Lu), wie er im Taoismus bezeichnet wird, aufzuheizen. Dieser Punkt befindet sich etwa 3 Zentimeter unterhalb des Bauchnabels, und die so erzeugte Hitze erschafft und aktiviert die Lebenskraft.
Der Nutzen, den der Körper aus dieser Kraft gewinnt, liegt über dem normalen Verständnis und Begreifen. Auf ihre eigene Art und Weise bekämpft diese Kraft Bakterien im Körper, verbessert die Gesundheit, so daß Erkältungen und Grippe, zusammen mit anderen Beschwerden der Vergangenheit angehören. Wenn Menschen im Westen mit einer Demonstration dieser dynamischen Kraft der inneren Energie konfrontiert werden, neigen sie meist jedoch dazu, sie als Hypnose oder so etwas in dieser Richtung zu vertuschen, bevor sie an das glauben, was sie mit eigenen Augen sehen.
Diese Kraft ist so machtvoll, daß durch sie nahezu alles möglich wird: eine Frau kann zum Beispiel dem Druck von vierzig oder fünzig Männern widerstehen, die gegen eine ihrer Hände drücken. Neben der Stärkung der körperlichen Gesundheit und der körperlichen Kraft unterstützt die innere Energie das Loslösen der Seele beim Eintritt des Todes. Wenn man meditieren möchte, unabhängig davon, ob man sich dabei nach innen oder nach außen wendet, ermöglicht die innere

Kraft, sich zu den entferntesten Bahnen der geistigen Natur leiten zu lassen. Ohne diese Energie wird die Meditation erfolglos bleiben. Viele Menschen haben ernsthaft versucht zu meditieren und sind dabei durch die ganze Welt gereist. Jedoch sind sehr viele enttäuscht und ernüchtert an ihren Ausgangspunkt zurückgekommen – nur um festzustellen, daß das, wonach sie gesucht haben, die ganze Zeit über in ihnen war und sie es eigentlich nicht nötig hatten, auch nur einen Schritt vor die Tür zu setzen, um es zu finden.

Makrokosmische Energie

Eine weitere für unser individuelles Leben wichtige Energiequelle ist die »makrokosmische Energie« (Ching Sheng Li), die schon ein Teil unseres Lebens war, bevor wir den Mutterschoß verlassen haben. Diese Energie fließt von den Himmeln abwärts, durchdringt in einer zentripedalen kreisförmigen Bewegung alle Yang-Dinge und fließt in die Erde, wo sie weitere Energie ansammelt. Von dort fließt sie zum Himmel zurück und durchdringt in einer zentrifugalen kreisförmigen Bewegung alle Yin-Dinge. Die allgemeine Bewegung dieser Energie läßt sich so darstellen:

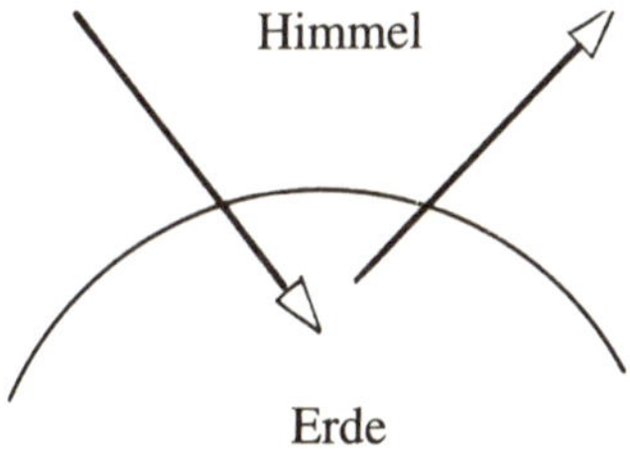

Auf dem Weg zur Erde, durch alle Yang-Dinge, durchdringt die makrokosmische Energie auch den Mann – entlang der Wirbelsäule nach unten, wo sie am Unterleib wieder ausfließt. Wenn sie auf ihrem Weg zurück zum Himmel alle Yin-Dinge durchdringt, fließt sie auch durch die Frau – entlang der Wirbelsäule nach oben, bis zum Kopf und durch den Mund wieder nach außen. Diese beiden Richtungen können so dargestellt werden:

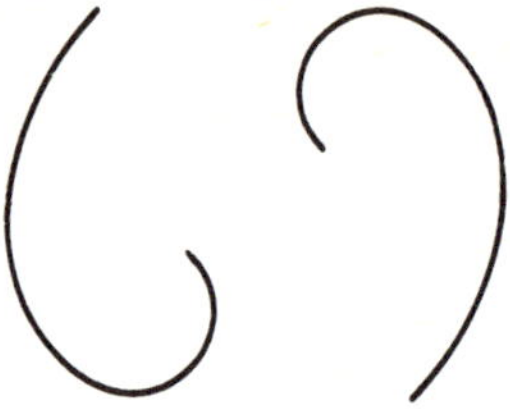

Yang Yin

Fügt man beide Richtungen zusammen, entsteht daraus das berühmte chinesische Yin- und Yang-Symbol, das sowohl die Einheit und die Zweiheit, als auch die Zweiheit in der Einheit verkörpert.

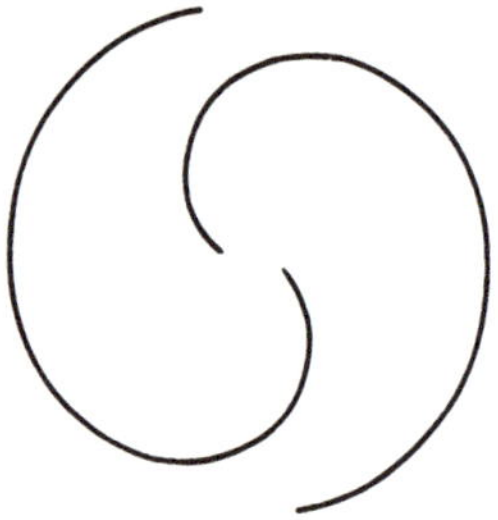

Unsere Körper, unsere Persönlichkeit, das was wir essen und trinken und sogar die Krankheiten, an denen wir leiden, sind beeinflußt von dem Gleichgewicht oder Ungleichgewicht von Yin und Yang. Geistig, körperlich und seelisch wird alles durch diese beiden einfachen Prinzipien gelenkt. Nichts besteht ausschließlich aus dem einen oder dem anderen, obwohl in manchen Dingen entweder das Yin-Element oder das Yang-Element überwiegt.
Die makrokosmische Energie ist überall, und sie durchfließt uns ständig. Lernt man, diese Energie zu speichern, zu nutzen, zu kontrollieren und sie mit der inneren Kraft zu verbinden, erreicht man die Sphäre der Unsterblichkeit. Diese Energiequelle ermöglichte es vielen Weisen und Philosophen des alten Chinas, 150 oder 200 Jahre alt zu werden, und Lao Tzu soll angeblich über 300 Jahre auf der Erde geweilt haben. Aber jeder von Ihnen kann sich uns in dem Wissen anschließen, daß das Alter lediglich die Anzahl der auf der Erde verbrachten Jahre angibt. Man kann mit sechzig Jahren noch immer

die Haut, die Verstandeskraft, die Energie und die Lebenskraft eines Zwanzigjährigen besitzen. Die Zeit bedeutet nichts, ausschlaggebend ist die Tatsache, wie man sie nutzt und mit ihr lebt, denn davon hängen das jetzige Leben sowie das spirituelle Wachstum ab. Verschwenden Sie keine kostbaren Tage, lernen Sie, richtig zu leben und versuchen Sie, körperliche, geistige und seelische Zufriedenheit zu erlangen. Beginnen Sie, ernsthaft K'ai Men zu erlernen, damit Sie Einsicht in die Funktionen des menschlichen Lebens gewinnen und alle Energien des Körpers gebrauchen und stärken können. Die Tür ist offen, gehen Sie hindurch und erfahren Sie allmählich ein wenig mehr über sich selbst.

Sobald Sie die inneren und äußeren Energien des Körpers aufgebaut haben, können Sie anfangen, Ihre seelische Steuerung, Ihr Bewußtsein und Ihr Verständnis zu entwickeln. Um diese Selbstbeherrschung zu erreichen, müssen Sie mit Ihrer Lebensführung beginnen. Denken und handeln Sie gut und quälen, behindern oder verletzen Sie niemanden, weder durch Worte, Gedanken oder Handlungen. Lernen Sie, anderen Menschen und dem »Höchsten Geist« (Gott) zu dienen.

Versuchen Sie als erstes, sich selbst jederzeit zu verstehen und niemals irgend etwas zu vergleichen. Denken Sie daran, daß nichts gut und nichts böse ist, es sind immer nur die Menschen, die versuchen, Maßstäbe zu setzen, indem sie durch Vergleichen eine Sache ein wenig besser oder etwas schlechter als die andere machen wollen. In der Natur gibt es keine Vergleiche. Alles ist gleich, und auch wir sind alle gleich. Kein Mensch oder keine Sache ist besser oder schlechter als irgend jemand oder irgend etwas anderes, unabhängig davon, wie, was oder warum wir leben.

Die materiellen Dinge des Lebens, der Rolls-Royce, der große Diamant, die schönen Kleider bedeuten nichts, aber nichts wird einen daran hindern, diese Dinge zu kaufen, wenn man den anderen zeigen will, wie gut es einem geht oder daß man besser ist als die anderen. Erinnern Sie sich jedoch immer daran, daß Sie mit nichts geboren wurden und mit nichts sterben werden, lernen Sie daher auch, mit nichts zu leben. Wenn Sie sich danach richten, werden Sie feststellen, daß im Grunde alles, was Sie brauchen, für Sie da ist, und Sie niemals eine Entscheidung zu treffen haben. Sie müssen sich auch nicht über dieses und jenes sorgen oder auch nur einen Gedanken daran verschwenden, wie es weitergehen wird. Dies ist das Tao, ein Weg des Lebens, und wenn Sie es einmal akzeptiert haben, wird es Ihnen zeigen, wie wundervoll das Leben und wie schön die Natur ist, von der wir alle ein Bestandteil sind. Versuchen Sie deshalb, Einsicht in das Tao zu gewinnen, stets ein Teil von ihm zu sein und immer Ihr ganzes Selbst zu verstehen und zu achten.

Wenn Sie sich die Hand zerkratzen, mit der Zehe anstoßen oder etwas fallen lassen, halten Sie einmal sofort inne und denken Sie an die letzten dreißig Sekunden oder die letzte Minute. Versuchen Sie sich zu erinnern, ob Sie während dieser Zeit einen schlechten Gedanken hatten, denn es könnte möglicherweise das sein, was im Taoismus als das Gesetz der Rückwirkung (Yin K'uo) bekannt ist. Ist Ihr Handeln schwerwiegender – Sie haben zum Beispiel jemanden verletzt oder ihm Schaden zugefügt – dann ist es sicher, daß innerhalb kürzester Zeit jemand Ihnen etwas ähnliches zufügen wird, wenn auch nicht auf die gleiche Art und Weise. Versuchen Sie deshalb, dies zu verstehen, bemühen Sie sich, es auch zu sehen und lernen Sie dadurch, es zu würdigen. Dann werden Ihnen die Augen geöffnet, und Sie beginnen, das Tao zu begreifen. Dieses Verstehen dauert seine Zeit. Aber wenn Sie es sich zur Gewohnheit machen, Ihre Gedanken nach innen zu richten, verstehen Sie allmählich den äußeren Wirkungskreis der Dinge des täglichen Lebens.

Die Gewalttätigkeiten in dieser Welt sind nur etwas, was von uns selbst kommt, denn sie sind lediglich die Rückwirkungen unserer eigenen Handlungen. Für die, die ernsthaft dem Weg des Tao folgen, besteht keine Gefahr, denn wenn man nichts Böses denkt und nichts Böses tut, dann wird auch das Böse nicht mehr bestehen. Wenn wir nicht länger an gute Taten und Gedanken denken, wird sogar das Gute verschwinden. Sobald wir aufhören, eins mit dem anderen zu vergleichen, wird nichts mehr von Bestand sein, und wir verstehen das Tao.

Beten Sie regelmäßig morgens, mittags und abends, gleich welcher Religion Sie angehören. Sie sind ein Teil der geistigen Welt, und sie ist ein Teil von Ihnen. Wir sind *eins,* auch wenn wir in unseren physischen und erdgebundenen Körpern getrennt zu sein scheinen, ist dies wahr. Sich dessen bewußt zu sein und diesen Gedanken zu folgen, bedeutet den Beginn des geistigen Wachstums und der Reife und das wahre Verstehen der spirituellen Welt, von der wir alle ein Teil sind.

Es ist das Ziel der »Offenen Tür« (K'ai Men), durch die körperlichen Übungen den ganzen Körper zu öffnen und empfänglicher werden zu lassen. Durch spezielle Atemübungen werden die verschiedenen Bahnen und Zentren im Körper gestärkt und neubelebt, was wiederum zu einer Verstärkung der Verbindung mit dem Verstand führt. Durch unsere Gedanken und Handlungen schließlich wird der Weg zu geistigem Wachstum, Fortschritt und Reife in uns geöffnet. Dies ist der wahre Weg der offenen Tür, die sich niemals schließt, obwohl viele Menschen noch nie versucht haben, sie zu öffnen.

Wenn Sie all dies getan haben, dem Weg des Tao gefolgt sind, es zu verstehen versucht haben, es Ihnen bewußt geworden ist bis zu dem Moment der Erleuchtung, wenn Sie diesen Kreis durchlaufen haben, dann kommen Sie zum Anfang zurück. Sie haben den Kreis vom Yin und Yang des Körperlichen, Geistigen und Seelischen vollendet, und dann werden Sie zurückkommen zum Anfang aller Dinge – nämlich zu sich selbst.

3. Die Abschnitte des K'ai Men

Die geistige, seelische und körperliche Yang-Phase im alten China dauerte ungefähr 10000 Jahre, bis etwa zur Geburt Christi. Während dieses Zeitraums wurden viele *Studien* und Experimente betrieben, woraus ein umfassendes Verständnis resultierte. Das Wissen um die Bahnen und Zentren des Körpers, des Verstandes, der Energien und des Geistes, führte sehr bald zu den Grundlagen des taoistischen Glaubens und Lebensstils. Durch die Pflege und Aktivierung all unserer inneren Kräfte zeigen sie den Weg zur höchsten Erkenntnis, in der sich unser Geist mit dem Höchsten Geist oder Gott vereinigt.

Um dieses höchste Ziel zu erreichen, bedarf es vieler Lebenszeiten, und in jedem dieser Leben müssen wir in jeder Hinsicht Herr über uns selbst werden, bis zu dem Grad, daß wir selbst eine vollkommene Harmonie erreichen. Wenn jeder einzelne Abschnitt des K'ai Men zu solcher Vollkommenheit gelangt ist, daß wir in uns selbst die Einheit und Harmonie erreichen, dann können alle auf dem Weg zusammenfließen, der uns zu unserem himmlischen Ursprungsort führt.

Die wichtigsten Abschnitte des K'ai Men umfassen fünf »Öffnungen« (K'ou), auch »Torwege« (Men K'ou) genannt. Dabei handelt es sich um den Geist, den Verstand, den Körper, die Energien und das Heilen. Jeder dieser Abschnitte setzt sich aus mehreren Unterabschnitten oder »Schritten« (Pu) zusammen, und jeder Schritt, den wir innerhalb eines Abschnittes vollziehen, macht es möglich, in uns Einheit und Harmonie zu erlangen.

Der Geist

Um eins mit unserem eigenen Geist zu werden, ist es notwendig, ein vollkommenes Verständnis des Universums zu erreichen, indem man sich des Tao und des Weges bewußt wird, der einem für dieses Leben vorherbestimmt wurde. Dies gibt Ihnen eine deutlichere Vorstellung von Ihrer Bestimmung in dieser Welt und dem Weg, dem Sie in Ihrem täglichen Leben zu folgen haben. Wenn Ihnen das Tao bewußter ist, gewinnen Sie tiefere Einsicht und Konzentration, was Sie selbst und andere Menschen angeht. Durch dieses Bewußtsein werden Sie das Tao und das Wirken des Höchsten Geistes mehr und mehr wahrnehmen und seine Handlungen und seine Wirkungen jeden Tag Ihres Lebens sehen können.

Dann werden Sie auch verstehen und begreifen, daß Wunder jederzeit geschehen und daß sie für jeden sichtbar sind, dessen Augen geöffnet sind, sie wahrzunehmen. Leider ist der Durchschnittsmensch so erdgebunden, daß er nicht weiter sehen kann als bis zu dem Auto, in dem er sitzt, oder bis zu dem Glas in seiner Hand oder der Hypothek auf seinem Haus. Sein Leben befindet sich deshalb in einem ständigen Konflikt, denn er strebt immer nur nach Geld und nicht nach geistigem Gewinn. Wenn er nur erkennen könnte, daß die alles finden, was sie brauchen, die nach den Gesetzen des Universums und des Geistes leben und sich daher niemals um die irdischen Dinge des Lebens zu sorgen brauchen. Wenn man seiner Mutter nahesteht, wird sie einen jederzeit versorgen und beschützen, wenn man jedoch dem Höchsten Geist nahesteht, wird man bemuttert wie niemals zuvor. Alle Sorgen und Belastungen werden vergehen, Streß wird ein unbekanntes Wort, es wird keine Unglücksfälle mehr geben, und Sie werden sich unglaublich guter Gesundheit erfreuen. Schon in dieser Welt wird dann das Leben wie im Himmel sein – friedvoll, ruhig und harmonisch.

Veränderungen sind unvermeidlich, da alles im Universum in Bewegung ist, und durch die permanente Bewegung finden fortdauernd innerhalb und außerhalb aller Erscheinungen Veränderungen statt, so gering sie auch sein mögen. Durch das Verstehen der Yin- und Yang-Eigenschaft des Nichtstofflichen und des Stofflichen werden Sie fähig, die geistige Seite Ihres Lebens mit den Bewegungen Ihres Körpers zu harmonisieren. Befindet sich die körperliche Seite Ihres Lebens im Einklang mit der geistigen Seite, dann können Sie stets dem Tao folgen. Dann wird nicht nur für Ihre Bedürfnisse gesorgt, auch Entscheidungen werden für Sie getroffen, und Sie werden immer beschützt sein.

Das Tao ist die Mutter von allem, und daher ist es bedauerlich, daß so viele Menschen auf dieser Welt so blind und unzugänglich hierfür sind. Sie reden Unsinn, lästern, fluchen und diskutieren nur über Dinge, die sie entweder lieben oder hassen. Sie haben dabei das Gefühl für den wahren Sinn des Lebens verloren. Dieser Mißbrauch der Sinne vermindert die Lebenskraft des Körpers erheblich, verursacht Widerstand gegenüber den Wünschen des Tao und verzögert das spirituelle Wachstum, das als taoistische Alchemie bekannt ist. Viele westliche Autoren haben die Taoisten des alten Chinas und ihre langen Bemühungen auf der Suche nach geistiger, seelischer und körperlicher Unsterblichkeit ins Lächerliche gezogen. Auch heute schreiben noch viele Schriftsteller über die »taoistischen Mysterien« oder über die »mystischen Taoisten«, und es wird lang und breit darüber diskutiert, ob die taoistischen Philosophen, insbesondere Chuang Tzu und Lao Tzu, wirklich gelebt haben und falls doch, wann, wie und wo. Aber ist das von irgendeiner Bedeutung? Natürlich nicht, denn die erhaltenen Texte vermitteln ein so tiefes Verständnis für den taoistischen Weg des Lebens, daß sie bis in alle Ewigkeit weiterleben werden. Diese Texte erklären den Taoismus und alles, was er vertreten hat und auch weiterhin vertreten wird. Gleichzeitig halten die Taoisten Worte für völlig unzureichend, denn nichts kann das wirkliche Leben im Einklang mit den Gesetzen des Höchsten Geistes im Universum ersetzen, und genau das ist Taoismus. Es klingt einfach, und es ist auch einfach, es sind immer nur die Menschen, die die Dinge komplizieren.

Die Taoisten durchliefen zugegebenermaßen Perioden umfangreicher Studien auf nahezu jedem erdenklichen Gebiet. Sie erforschten jedes Detail auf der Suche nach dem, von dessen Existenz sie wußten, das sie aber zu jener Zeit noch nicht erreichen konnten. Deshalb konnte es geschehen, daß die Experimente 10000 Jahre dauerten, bis die Antwort schließlich gefunden wurde und sie erkannten, daß es keine Fragen zu beantworten gab. Denn der Schlüssel zu allem liegt in der goldenen Regel: *Erkenne das Tao, und Du wirst in der Lage sein, in Übereinstimmung mit den grundlegenden Gesetzen des Universums zu leben.* Wenn Sie dieser einfachen Regel folgen, wird alles bekannt, alles verstanden, und es werden keine Fragen mehr nötig sein. Die Ganzheit des Lebens in dieser Welt und in der himmlischen Sphäre wird dann zu einem offenen Buch, das alle sehen und lesen können.

Das betrifft auch alle Erscheinungen im Universum, denn es gibt keine Geheimnisse oder Mysterien, da alles, was durch das Tao erschaffen und bestimmt wird, ganz natürlich in sich und in seiner eigenen Sphäre ruht, weil es an den grundlegenden Regeln der universellen Gesetzmäßigkeiten und deren Ursprung festhält. Das gleiche Gesetz gilt für die Menschen, da auch wir Teil des Universums sind. Wenn wir diesem grundlegenden Gesetz folgen, wird unser

Leben heiter, unkompliziert, frei von Sorgen, Haß, Eifersucht und Begierde. Wir bewegen uns in einem Meer der Gelassenheit, jede Minute eines jeden Tages. Das ist Friede und Himmel auf Erden. Das ist wahres Verstehen. Das ist das Tao.
Glauben und Verstehen sind die beiden ersten Schritte zum Erreichen geistiger Kenntnisse und anhaltenden Wachstums. Die taoistische Alchemie lehrt auch die Förderung der makrokosmischen Energie, das heißt der äußeren Energie des Körpers und der geistigen Energie, die vom Himmel herabfließt und in alle Erscheinungen des Universums eintritt. Diese Kraft ermöglichte es Jesus Christus, auf dem Wasser zu gehen und von den Toten aufzuerstehen, und es ist diese Energie, die die Seele bei Eintritt des Todes zum Himmel aufsteigen läßt. Sie hilft einem auch dabei, für ein nochmaliges Leben auf dieser Welt wiedergeboren zu werden. Von daher ist es unbedingt erforderlich, die Empfänglichkeit des Körpers für diese Energie zu fördern, was durch die taoistische Alchemie erreicht werden kann. Sie lehrt die Nutzbarmachung, Speicherung und Anwendung dieser Energie für das tägliche Leben und vermittelt uns, wie wir diese Energie zu einer dynamischen Kraft aufbauen und zum Heilen einsetzen können.

Der Verstand

Dieser Abschnitt enthält viele Bereiche, von denen jeder einzelne besondere Beachtung erfordert, damit einer den anderen unterstützt und mit ihm harmonisiert, bis sie schließlich alle eins werden.
Die körperliche Reinigung wird durch die Ch'ang Ming-Ernährung (siehe 4. Kapitel) erreicht. Sie stärkt den Kreislauf und das Gewebe im Gehirn, beruhigt das Nervensystem, so daß auch der Verstand und die Gedanken friedlich und besänftigt werden, was wiederum zu einem positiveren Denken und einer besseren Selbstbeherrschung führt. Die Änderung der Ernährungsgewohnheiten unterstützt das Bestreben nach einer besseren und stärkeren Beherrschung der körperlichen und konzentrierten geistigen Aktionen. Durch die Veränderung der Ernährung wird das Blut gereinigt, was wiederum einen reinigenden Effekt auf das Zellgewebe im Gehirn hat.
Eine geistige Reinigung wird dadurch erzielt, daß man stets Gutes denkt und keinen schlechten Gedanken zuläßt, egal, was man auch sieht, was über einen geredet oder was einem selbst zugefügt wird.

Lernen Sie alles, was geschieht, zu akzeptieren. Denken Sie stets daran, daß es nicht Ihre Aufgabe ist, zu richten, denn nur der höchste Geist hat hierzu das Recht, und wenn er dieses oder jenes vorherbestimmt hat, so wird es auch geschehen. Es könnte auch ausgleichende Gerechtigkeit sein. Lügen Sie niemals, seien Sie jederzeit offen und aufrichtig, denn die Wahrheit ist das Tao. Wenn Sie nach den Gesetzen des Universums leben, ist es völlig unnötig, etwas zu verbergen, was für Sie bestimmt wurde. Stetes Akzeptieren und Wahrhaftigkeit bewirken eine Reinigung Ihres tiefsten Inneren.

Zum Annehmen gehört auch, daß man die Gesetze der Natur akzeptiert, so daß die Wahrheit von allem sich von selbst dem Verstand einprägt. Sie lernen, alles, was auf Ihrem Weg geschehen wird, gütig anzunehmen, ohne Klagen und ohne Versuche, die Dinge zu ändern. Zerbrechen Sie sich nicht den Kopf darüber, wie Sie etwas verändern könnten, verschwenden Sie keine Zeit damit, sich zu wünschen, daß Sie es ändern könnten, oder zu klagen, daß es nicht akzeptierbar für Sie ist. Nehmen Sie stets die Wirklichkeit des Lebens an, unabhängig davon, ob es für Sie angenehm oder unangenehm ist und gleichgültig, wen es betrifft. Lernen Sie, alles zu akzeptieren, wie es sich Ihnen zeigt, auch wenn es Ihnen zunächst sinnlos erscheint.

Das Gute geht mit dem Guten, und es zieht zum Wohle aller Betroffenen wie ein Magnet Gutes an. Wenn Sie immer Gutes denken und tun, werden Sie feststellen, daß dies auf lange Sicht abfärbt. Andere Menschen werden diesen Einfluß spüren und sich schließlich ändern und bessern. Sobald Sie selbst ein gutes Beispiel geben, folgen automatisch früher oder später andere Menschen.

Egoismus sollte kein Teil Ihrer Persönlichkeit sein. Seien Sie zufrieden mit dem, was Sie besitzen, auch wenn es nur ein abgetragener Anzug ist oder eine Holzkiste als Sitzgelegenheit, denn auch das wurde Ihnen durch das Tao gegeben. Denken Sie daran, daß es Ihnen auch schlechter gehen könnte, ohne Anzug und ohne Holzkiste. Streben Sie nicht tagtäglich nach etwas Besserem. Geben Sie Ihr Bestes im Rahmen Ihrer Möglichkeiten bei der Arbeit oder zu Hause. Sobald das Tao erkennt, daß Sie hingebungsvoll sind, die Beherrschung über sich selbst und den Verstand erreicht haben und ein wahres Kind des Universums geworden sind, dann, und nur dann, werden Sie die Wohltaten sehen, die das Tao hervorbringen kann. Besitzen Sie bereits materielle Reichtümer, dann benutzen Sie diese Dinge, um anderen Menschen zu helfen, denn Sie haben die Reichtümer überhaupt erst durch das Tao bekommen. Sie können sicher sein, daß alles, was Sie weggeben, wieder zu Ihnen zurückkommt, es sei denn, es wurde durch Diebstahl oder Gewalt erlangt. Alles, was man auf diese Art und Weise bekommen hat, geht wieder verloren. Je größer das Leid und die Sorgen sind, die man durch die Aneignung geschaffen hat, um so größer wird das eigene Unglück sein, wenn man die Dinge wieder verliert. Wir sind alle Geist, der vom Körper umgeben ist, und wir sind alle ein Teil des Höchsten Geistes. Folglich sind wir indirekt alle Brüder und Schwestern. Versuchen wir deshalb auch, uns als Mitglieder einer großen und zufriedenen Familie zu behandeln. Wir sind alle Geist, und alle sind gleich, dies sollte die Harmonie zwischen uns fördern. Wenn Sie mit dieser Gleichheit nicht zufrieden sind und für sich etwas Besseres wünschen, dann leben Sie in einer Traumwelt, und Ihr Ego beherrscht Sie. Was auch immer Sie werden wollen, Sie können Ihre geistige Sphäre nicht ändern oder wechseln. Seien Sie zufrieden mit dem, was Sie haben, oder mit der Arbeit, die Sie verrichten, und lassen Sie das Tao alles übrige für Sie einrichten.

Emotionen sind das Ergebnis von Anspannung im Körper und im Verstand. Wenn diese sich bekämpfen oder gegeneinander wirken, verursacht dies Anspannung, und Emotionen treten hervor. Das Kontrollvermögen verliert seine Wirksamkeit, und die Dinge nehmen ihren Lauf. Harmonisieren und arbeiten Körper und Verstand jedoch zusammen, entsteht Gelassenheit und die Einheit von Körper und Geist. Eine stetige Beherrschung des Verstandes läßt keinen Raum für Rückwirkungen, da auch der Körper richtig beherrscht wird.

Die permanente Beherrschung des Verstandes erfordert Konzentration, und die ist unerläßlich, wenn Sie ernsthaft meditieren wollen. Es sagt sich so leicht, daß man dies oder das tun sollte, jedoch wissen wir alle, wie schwierig es ist, wenn wir den täglichen Problemen des Lebens gegenüberstehen, unseren Lebensunterhalt verdienen und eine Familie versorgen müssen. Sich in einem ruhigen Raum zu konzentrieren, ist zweifellos eine Möglichkeit, die Kontrolle über den Verstand zu verbessern, jedoch nicht die beste Lösung des Problems, denn in der übrigen Zeit besteht die Gefahr, daß man die Fortschritte wieder verliert. Den besten Rat erteilte mir mein Lehrer, als ich noch ein Jugendlicher war: Lerne, dich auf jede einzelne Aufgabe zu konzentrieren, egal, was es auch sein mag, sei mit deinem ganzen Herzen dabei, und während du mit deiner Arbeit beschäftigt bist, lasse keine weiteren Gedanken aufkommen. Das ist die beste Art, sich zu konzentrieren, denn so wird es uns zur Gewohnheit, ständig – und nicht nur für ein paar Minuten täglich – unsere ganze Aufmerksamkeit zu sammeln. Ich persönlich habe den Ratschlag meines Lehrers befolgt und muß sagen, daß er sich gelohnt hat, da ich seitdem keinen Gedanken mehr an Selbstbeherrschung verschwenden muß.

Viele Menschen möchten gerne meditieren, und es gibt viele, die durch die Welt reisen, um jemand zu finden, der ihnen den Schlüssel zur Lösung der Fragen geben kann, so daß sie stets nach Belieben über das Alltägliche hinausgehen und den Ort des Friedens und der Ruhe finden können. Aber wenn das alles ist, was die Meditation für Sie bedeutet, dann geben Sie besser auf, weil es lediglich Egoismus bedeutet, und dies hat keinen Platz in der spirituellen Welt. Zweifeln Sie am Jenseits und an der Rolle, die Ihr Geist im Universum spielt, dann ist es besser, wenn Sie aufhören zu meditieren, da der Geist Ihren erdverhafteten Körper nicht verlassen wird und Sie nur Ihre Zeit vergeuden. Die wenige Energie, die Sie haben, fließt dann in andere Richtungen, und Sie werden nicht mehr genügend Energie besitzen, den Geist über Ihren begrenzten Horizont hinauszuheben. Die himmlischen Sphären jedenfalls sind nur denen zugänglich, die aufrichtig glauben, die ihre Emotionen und Ihren Egoismus überwunden haben und die mit der richtigen Einsicht meditieren. Das Tor des Himmels steht nicht jedem Tom, Dick oder Harry offen, die sich mal eben umsehen oder ihre Neugierde befriedigen wollen. Die Gründe zu meditieren müssen echt sein und von Herzen kommen. Sie müssen an den Höchsten Geist glauben und ihn anerkennen, und Sie müssen gelernt haben, an den Gesetzen des Universums in sich selbst festzuhalten.

Meditation bedeutet nicht nur, einfach die Augen zu schließen und dann zusehen, wie der Geist ganz von allein den Raum durchfließt. Sie haben die Verantwortung, denn Sie sind der Lenker, und es ist notwendig, daß Sie jederzeit die Kontrolle haben. Im K'ai Men gibt es mehr als zwanzig verschiedene Formen der Meditation, nicht nur mit geschlossenen, sondern auch mit geöffneten Augen, und wir lernen im K'ai Men, wie man die verschiedenen Formen richtig einsetzt. Die vollständige Kontrolle bedeutet stetige Konzentration – Sie können es sich nicht erlauben, die Gedanken auch nur für eine Sekunde abschweifen zu lassen, andernfalls werden Sie keinen Erfolg in der Meditation erreichen. All dies erfordert eine anhaltende Beherrschung

von Körper, Geist und Seele, sowie den Aufbau der körperlichen Energien und Lebenskräfte.
Es ist nicht ratsam, eine lange Reise ohne genügend Kraftstoff anzutreten. Übertragen auf die Meditation heißt das, daß Sie genügend Energie für die anfängliche Loslösung besitzen müssen, da dies der schwerste Teil ist, und natürlich auch noch ausreichend Energie für die Reise selbst und die Rückkehr. Daher ist es eine absolute Bedingung, die Energien von Körper und Geist zu entwickeln, und einer der Hauptgründe, warum die Taoisten soviel Aufmerksamkeit auf die Entwicklung, Pflege und Beherrschung dieser Energien legen, die für den Menschen so wichtig sind. Von großer Bedeutung sind auch die richtige Anwendung der Energien und der Zweck, für den sie benutzt werden.
Zusätzlich zu den Energiezentren im Kopf gibt es auch psychische Zentren, die zu einem sehr feinen Grad entwickelt sind. Diese ermöglichen eine Hypersensibilität, so daß man sowohl Vibrationen als auch die Atmosphäre leichter empfinden kann. Dadurch erreicht man ein tieferes Verständnis für andere Menschen und für die spirituelle Welt. Die Schärfung der Sinne führt zu einer bewußten Wahrnehmung der Entwicklung und des Wachstums Ihres wahren inneren Wesens, im Gegensatz zu Ihrem äußeren Wesen, das lediglich eine Illusion darstellt, bestehend aus Stolz, Emotionen und Eitelkeit. Die Trennung des inneren Wesens von dem äußeren bedeutet die Befreiung des Individiums. Der wahre Weg wird dann offenbar und das Bewußtsein wird zur Wirklichkeit, sobald die Hürden und Barrieren des Ich aus dem Wege geräumt sind.
Das erste Ziel der Meditation besteht darin, ein »Nicht-Ich« zu werden. Das Ich tritt in den Hintergrund, Illusionen werden vom Verstand bereinigt, so daß alles über das Ich völlig unpersönlich wird, und die Konzentration und die Kontemplation treten in den Vordergrund. Eine erfolgreiche Meditation bedingt die Beherrschung des Verstandes. Sie müssen ihn deshalb kontrollieren und trainieren, so daß er den Gesetzen der Natur folgt, automatisch funktioniert und langsam immer stärker wird. Da dies ein langsamer Entwicklungsprozeß ist, müssen Sie regelmäßig und stetig üben, damit emotionaler Streß, Illusionen und so weiter nicht in den Verstand eindringen können. Was immer sie auch tun, versuchen Sie die Dinge leicht zu nehmen, ohne Anspannung oder Streß. Streben Sie nicht nach schnellen Ergebnissen, denn Sie können immer nur mit der Geschwindigkeit

arbeiten, der sich der Verstand anpassen kann. Der größte Widersacher werden Ihre eigenen Gedanken sein, denn die innere Unruhe, die sie hervorrufen, kann Sie manchmal aus der Balance bringen. Viele Schüler werden mutlos, bedingt durch die Schwierigkeiten, ihren Verstand zu zügeln, und sie verlieren die Geduld. Sie geben in ihren Bemühungen auf, obwohl sie manchmal dicht davor sind, ein positives Ergebnis in ihrer Konzentration zu erreichen. Ein wirklich guter Lehrer ist ein großer Vorteil, denn er kann Sie in Ihrem stetigen Bemühen um die Herrschaft über sich selbst unterstützen und Ihnen Richtlinien geben, so daß Ihre Bemühungen nicht in die falsche Richtung laufen. Wenn Sie das erste Stadium gemeistert haben, wird die Konzentration nicht mehr so notwendig sein, da dann die Beherrschung augenblicklich eintritt und Sie die feine Trennungslinie zwischen Konzentration und Kontemplation durchschreiten werden. Dann steht Ihnen die Tür zur Meditation offen.

Meditation wird weiter durch die positive innere Einstellung, wenn Sie die K'ai-Men-Übungen praktizieren, unterstützt. Versuchen Sie, während der Übungen die Empfindungen Ihres Körpers wahrzunehmen und das Wechselspiel der Muskeln sowie das Strömen der inneren Energie von einer Bewegung in die nächste zu fühlen. Zusammen mit dem Verstand fördert dies die Kontrolle und Konzentration sowohl Ihrer körperlichen Aktionen als auch Ihres geistigen Bewußtseins.

K'ai Men wird Ihnen dabei helfen, durch das Denken, Hören, Sehen, Riechen und Berühren, den Verstand zu kontrollieren. Diese Sinne können durch stetiges Üben beherrscht werden. Dadurch wird es Ihnen schließlich möglich, die Energien und Lebenskräfte Ihres Körpers bewußt zu lenken, die verschiedenen seelischen Zentren zu öffnen oder zu schließen und schließlich zum Wohle der Menschen die umfassenden Heilkräfte des K'ai Men zu nutzen.

Im Taoismus gibt es verschiedene Wege der Meditation, und obgleich man sie in zwanzig Grundarten gliedern kann, sind diese wiederum nochmals unterteilt, wodurch das Gebiet der taoistischen Meditation wirklich sehr umfassend wird. Durch die Balance von Yin und Yang kann die Meditation sowohl sehr tief nach innen als auch nach außen gehen, denn sie ermöglicht uns beides: einerseits tiefes Erforschen in uns selbst und anderen, andererseits die Reise von einem Ende der Welt zum anderen, ein Überschreiten der astralen Ebene und der himmlischen Sphäre.

Auch wenn Sie das Stadium erreicht haben, daß Sie jederzeit und in jedem Bereich meditieren können, ermöglicht die Erfahrung der Meditation mit geöffneten Augen eine weitere Entwicklung. Wir nennen dies »visuellen Transport« (Shih Li Yun Shu), in Ergänzung zu einem weiteren Stadium, das wir als »geistigen Transport« (Ching Shen Yun Shu) bezeichnen. Beides sind sehr fortgeschrittene Stadien tiefer Meditation, und nur sehr wenige Menschen haben jemals davon gehört.

Der Körper

Der menschliche Körper ist so kompliziert und besitzt so viele Kanäle und Öffnungen, daß selbst ein hingebungsvoll Übender eine lange Zeit benötigt, ihn völlig zu beherrschen und innere Harmonie zu erreichen. Jedoch ist der Weg mit einem starken Willen und intensiver Konzentration viel leichter zu finden.

Der erste Schritt besteht darin, den Körper zu reinigen. Dies geschieht am einfachsten durch Befolgen des Ch'ang-Ming-Weges, der »taoistischen Therapie« für ein langes Leben (siehe 4. Kapitel). Innerhalb von etwa zehn bis vierzehn Tagen werden Sie die Wirkung und den Nutzen der Ernährungsveränderung spüren. Nach etwa vier bis sechs Wochen können Sie den Unterschied mit Sicherheit auch sehen. Danach werden alle körperlichen Schwächen, die vielleicht schon vorher bestanden, langsam geheilt werden. Sollten Sie an Gewicht verlieren, sorgen Sie sich nicht, Sie werden langsam Ihr natürliches Gewicht erreichen. Diejenigen, die bereits schlank sind, werden den Gedanken einer möglichen Gewichtsabnahme nicht mögen, aber keine Angst. Sie werden langsam innere Gesundheit und Stärke erlangen, und Ihr Gewicht wird sich dort einpendeln, wo es für Sie am besten ist.

Die grundlegenden Prinzipien des Ch'ang Ming haben nicht nur einen vollständigen inneren reinigenden Effekt, sie sichern Ihnen darüber hinaus eine anhaltende gute Gesundheit. Natürlich dauert es eine gewisse Zeit bis zum Erfolg, wie alles andere auch, was wirklich der Mühe wert ist, besonders wenn der Ursprung der Schwäche in der Körperstruktur oder in den Organen liegt. Rechnen Sie etwa mit drei Jahren bis zur vollständigen inneren Reinigung, besonders dann, wenn Ihre Ernährung typisch westlich war. Bestimmt werden auch gewisse Anpassungen in Ihrem privaten Leben erforderlich sein, zum

Beispiel im Zusammenhang mit der Ernährung, die in Ihrer Umgebung üblich ist. Die äußere Reinigung geschieht durch den normalen Vorgang des Waschens, Duschens oder Badens, aber übertreiben Sie die Verwendung von Seife und Badesalz nicht, denn durch zu intensiven Gebrauch dringen diese in die Hautporen ein und gelangen dadurch in den Blutkreislauf. Wenn Sie jemals bemerkt haben, daß Sie Hautunreinheiten bekommen, sobald Sie die Seifenmarke wechseln, werden Sie die Wahrheit dieser Aussage bestätigen. Die Verwendung des Bittersalzes Epsomit im Badewasser ist eine Möglichkeit einer guten äußeren Reinigung. Es ist in den meisten Apotheken erhältlich, und wenn Sie zwei Trinkbecher voll davon in das Bad geben (und dann keine Seife oder Badezusätze gebrauchen), werden Sie nicht nur Ihren Körper gründlich reinigen, sondern sich auch sehr entspannt fühlen – so sehr, daß Sie am besten gleich danach ins Bett gehen, denn Sie werden schlafen wie ein Bär.
Durch die K'ai Men-Haltungen und -Übungen werden Sie körperliche Geschmeidigkeit und Gewandtheit erreichen, sowie einen Zustand der körperlichen Fitneß, der Sie überraschen wird. Die Übungen können an jedem Ort und von jedem, gleich welchen Alters, ohne Streß oder Anspannung ausgeführt werden. Die Übungen werden Ihnen zu einer völligen Beherrschung des Körpers verhelfen.

Die Energien

Der Durchschnittsmensch ist sich leider nicht bewußt, wie wichtig die Energie und Lebenskraft für den menschlichen Körper ist. Die Ursache von Krankheiten liegt lediglich in dem Mangel von Energie in bestimmten Organen. Wenn Ihr ganzer Körper richtig mit Energie versorgt wird und Sie die Balance von Yin und Yang halten, dann wird Krankheit etwas sein, was nicht Ihnen, sondern den anderen zustößt, wenn diese nichts von den Funktionen des Körpers wissen.
K'ai Men wird Sie lehren, alle Energien im Körper zu harmonisieren. Alle Erscheinungen im Universum bestehen aus Energie, und die Vibrationen, die sie abgeben, können weich oder stark, kurz oder lang sein. Die Energien des Körpers müssen aufgebaut werden, so daß sie von Tag zu Tag stärker werden. Das kann sehr leicht durch die richtige Ernährung, das Ausführen der richtigen Atemübungen sowie das Bewahren der korrekten körperlichen Balance erreicht werden.
Die Energie des Verstandes wird ebenfalls durch die Atemübungen

gefördert, und der dadurch dem Blutkreislauf zugeführte vermehrte Sauerstoff ermöglicht dem Verstand, mit größerer Freude und dynamischer Konzentration zu arbeiten.
Die verschiedenen Energien und ihre Eigenschaften sind im 2. Kapitel beschrieben.

Das Heilen

Seit jeher waren die Taoisten auch Heiler, immer danach bestrebt, Yin und Yang auf allen Gebieten zu harmonisieren – geistig, seelisch, körperlich und durch die Energien und Lebenskräfte, die unser Leben und alles Geschehen im Universum beeinflussen. Die kontinuierlichen Schwankungen und Wechsel der negativ-positiven Zweiheit in der Einheit, wie wir es nannten, verursachten die Prinzipien der »fünf Elemente« (Wu Hsing), von denen alle Bewegungen, Geschehnisse und Erscheinungen herrühren.
Die »fünf Elemente« sind Holz, Feuer, Erde, Metall und Wasser. Die alten Taoisten stellten die Wechselbeziehungen anhand zweier Diagramme dar: das Ho-T'u-Diagramm, das die miteinander verbundenen Elemente in ihrem Yang-Ablauf zeigt und das Lebenswachstum von allen Dingen in der Natur symbolisiert, sowie das Lo-Shu-Diagramm, das dieselben Elemente in ihrem Yin-Ablauf zeigt und den zerstörenden Einfluß bedeutet, wenn die Elemente entgegengesetzt arbeiten. Das Verständnis dieser Dinge ermöglichte es den Taoisten, jeden Aspekt des menschlichen Seins zu erkennen – geistig, seelisch und körperlich – und dadurch verstanden sie die verschiedenen Krankheiten und wie diese zu heilen waren.
Zu der Zeit, als die Spiritualität das Leben in China bestimmte, entdeckten die Taoisten, daß Gebete und Zaubersprüche heilen können, nicht nur am Ort, sondern auch aus der Ferne, und durch die Zaubersprüche lernten sie, daß auch Vibrationen heilen können. Durch die Einbeziehung der »Meridiane« im Körper erwiesen sich beide Methoden als sehr erfolgreich und werden auch weiterhin angewendet. Das Heilen durch Meditation entstand ebenfalls zu dieser Zeit.
In ihrer Arbeit benutzten die alten Taoisten auch viele Talismane. Viele waren in der Lage, diese Symbole um sich herum zu projizieren, um innerhalb dieses kosmischen Feldes, in dem sie gerade tätig waren, zu heilen und zu schützen. Dem Durchschnittsmenschen im

Westen mag das wie Okkultismus erscheinen, aber nichts daran war mystisch oder magisch und ganz bestimmt nicht, soweit es die Taoisten betraf. Durch das Feld der Inaktivität wurde die Harmonie zwischen den Erscheinungen geschaffen, was wiederum eine starke Verbindung zwischen dem taoistischen Glauben und der taoistischen Philosophie schuf. Heute tragen die Taoisten nur noch ein Emblem (ganz bestimmt nicht aus Gold oder mit Gold überzogen), und das sieht so aus:

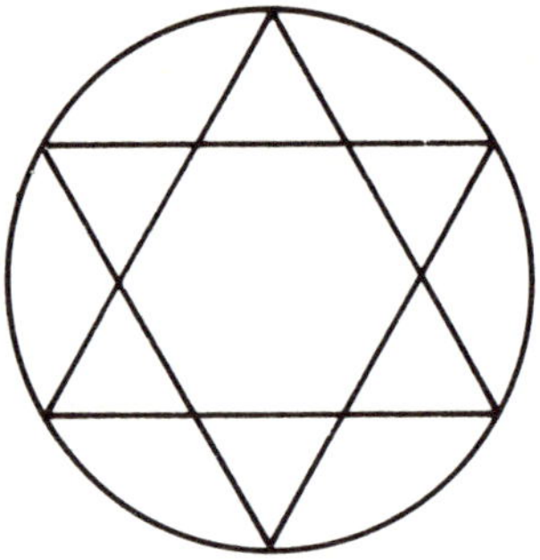

Es stellt die Zweiheit in der Einheit dar (die ineinandergreifenden Dreiecke), die das Yin und Yang aller Erscheinungen im Universum (dem Kreis) repräsentiert. Die sechs Spitzen symbolisieren die fünf Elemente und die geistige oder makrokosmische Energie. Das Emblem zeigt auch die Richtung des Energieflusses vom Himmel zur Erde und von der Erde zurück zum Himmel. Der Kreis um das Emblem repräsentiert nicht nur das Universum, sondern auch die Leere, und das ist das Tao. Somit steht das ganze Emblem für alles innerhalb und außerhalb des Kosmos – Himmel und Erde, Natur und Menschheit und alle Erscheinungen, bekannte sowie noch unbekannte. Sie alle sind eins. Wir kennen leider keinen Taoisten, der noch heute die Kunst des Talisman benutzt, und somit ist möglicherweise noch eine alte Kunst der Chinesen im Laufe der Zeit verlorengegangen.

Das sichere Verständnis von Yin und Yang erlaubte den Taoisten ebenfalls Einblicke in die Vibrationen und Energiestärken der verschiedenen Nahrungsmittel, aber das vollständige Wissen wurde schließlich nur durch jahrtausendelanges Experimentieren erreicht. So ernährten sie sich das eine Mal ausschließlich von Fleisch, ein anderes Mal von Meeresfrüchten, dann wieder nur von Reis oder Getreidenahrung und so weiter. Als Ergebnis dieses hingebungsvollen Experimentierens fanden sie heraus, wie die vollkommene Balance in den Ernährungsgewohnheiten erreicht werden konnte, und so entstand Ch'ang Ming. Es ist der jahrhundertelangen Tradition der Lee-Familie zu verdanken, daß Ch'ang Ming heute noch weitergeführt wird, und besonders Chan Lee, der gezeigt hat, wie diese Therapie mit westlichen Ernährungsgewohnheiten abgestimmt werden kann. Somit steht jetzt Ch'ang Ming all denen zur Verfügung, die eine korrekte Balance von Yin und Yang in ihrem Körper und eine anhaltende Gesundheit erlangen möchten, um so die Möglichkeit für ein langes Leben zu vergrößern. Falls Sie danach leben, werden Ihre körperlichen Energien in einem solchen Maße verstärkt, daß Abgespanntheit und Müdigkeit nicht mehr länger ein Teil Ihres Lebens sind. Sie werden soviel Lebenskraft besitzen, daß der Tag nicht genügend Stunden hat, um alles zu erledigen, was Sie tun möchten.

Die Kräuterkunde ist ein weiterer Bereich, auf dem sich die Taoisten hervortaten. Sie erforschten ihn so ausgiebig, daß sie ein Wissen von über 30000 Heilkräutern erwarben. Es gab überall Kräuterkundige, die den wartenden Kunden Kräutertees servierten, während sie die erbetenen Rezepte zusammenstellten.

Zusammen mit der westlichen Medizin werden auch im heutigen China die alten traditionellen Heilmittel weitgehend angewendet, so daß das Beste aus beiden Kulturen zur Verfügung steht. Viele Universitäten und Krankenhäuser lehren noch die traditionellen Heilmethoden und in China praktizieren heute viel mehr Ärzte in traditioneller als in moderner Medizin. Die Ergebnisse zeigen, daß dies nicht zum Nachteil des Gesundheitszustandes der Bevölkerung ist.

Wer sich mit K'ai Men beschäftigt, wird auch verschiedene Aspekte der Kräuterkunde kennenlernen, denn indem die Heilkräuter Yin und Yang im Körper in Einklang bringen können, ermöglichen sie eine schnelle Genesung von Krankheiten. Vor Jahrhunderten wurden chinesische Heilkräuter über die Seidenstraße durch Indien und Persien nach Kleinasien und Ägypten transportiert. Weitere Transportmöglichkeiten waren per Schiff von Peking, Hangchow und Macao über den Indischen Ozean in die Häfen des Persischen Golfes, da der Bedarf der angrenzenden Mittelmeerländer sehr groß war. Auch heute noch werden große Mengen Heilkräuter in die ganze Welt transportiert, wobei die größte Nachfrage nach Ginseng besteht.

Heilen durch Ch'i und Li, wobei einmal die natürliche Energie des Körpers, das andere Mal die makrokosmische Energie angewandt wird, hilft über die Meridiane. Die Grundlagen gleichen denen der Akupunktur, wobei der einzige Unterschied darin besteht, daß in der Akupunktur Nadeln unterschiedlichster Stärke und Länge eingesetzt werden, während im Heilen durch Ch'i- und Li-Energie die Finger und Handflächen benutzt werden, um die Bahnen der Meridiane vibrieren zu lassen. Dadurch wird entweder die innere (Ch'i) oder die makrokosmische (Li)-Energie zu der schwachen Stelle im Körper des Patienten geleitet. Dies hört sich sehr einfach an, es erfordert jedoch die Fähigkeit, die verschiedenen Energien jederzeit und in einer solchen Stärke zu erzeugen, wie es die jeweilige Situation erfordert. Weiterhin ist es notwendig zu wissen, wie man den Puls sowie die Prinzipien von Yin und Yang deutet. Ebenfalls muß man die Harmonie und die Gegensätze der fünf Elemente kennen, sowie über ein eingehendes Wissen der Meridian-Linien verfügen, wie sie im Nei Ching (die Regeln der inneren Medizin, siehe 4. Kapitel) niedergelegt wurden. Um die erforderlichen Fähigkeiten und Kenntnisse zu erwerben, bedarf es eines ernsthaften, langjährigen und konzentrierten Studiums und eines guten Lehrers (ideal wäre ein Chinese).

Es muß noch einmal betont werden, daß jede der zuvor beschriebenen Stufen des K'ai Men mit der anderen harmonisieren muß. Auf diese Weise wird es Ihnen möglich sein, die höchste Erkenntnis zu erlangen und anderen Menschen zu helfen, die nicht so begünstigt sind, sie zu heilen und ihnen zu dienen. Das ist das Yin und Yang Ihres eigenen Lebens, das ist die »Offene Tür« zum wahren Beginn des Lebens, das ist das Verstehen, der Glaube und die Philosophie des Tao.

Das letzte Ziel aller Übenden des K'ai Men ist es, die höchste Ebene des Körperlichen, Geistigen und Seelischen zu erlangen, so daß jeder sein gegenwärtiges Leben in dieser Welt so lange wie möglich auskosten und Gutes tun und denken kann. Dazu gehört auch, anderen Menschen bei jeder Gelegenheit zu helfen und sie zu unterstützen und dabei im Einklang mit den Gesetzen der Natur und des Höchsten Geistes zu leben, um anderen ein Beispiel zu geben in der Hoffnung, daß sie ebenfalls dem wahren Weg ihres Lebens folgen.

Es gibt viele Regeln, wie man sich verhalten und wie man denken soll, aber die folgenden zwei taoistischen Grundsätze gilt es immer zu beachten und zu befolgen:

1. Denke Gutes und verrichte Gutes zu jeder Minute eines jeden Tages. Lerne, anderen Menschen soviel wie möglich zu helfen, ohne einen Gedanken an Dank oder mögliche Belohnung zu verschwenden.
2. Behindere, belästige, schade oder verletze niemals einen anderen Menschen, weder in Gedanken noch durch Taten.

Wenn Sie diesen beiden taoistischen Regeln folgen, werden Sie das Tao erkennen können und Ihre Augen werden geöffnet. Sie verstehen den Lauf der Natur und können die Arbeit des Höchsten und Universellen Geistes würdigen. Wenn Sie diese Regeln in Ihrem täglichen Leben beachten und regelmäßig K'ai Men üben, können Sie jede Bahn in Ihrem Körper und in Ihrem Geist mit Energie auffüllen und öffnen, so daß Sie den dynamischen Nutzen nicht nur selbst fühlen, sondern auch denen helfen können, mit denen Sie in Kontakt kommen.
Die Türen zu Ihrem Selbst sind bereits vorhanden, Sie müssen lediglich lernen, diese Türen zu öffnen. Warum beginnen Sie damit nicht sofort?

4. Die Chang Ming-Ernährung

Warum nehmen wir Nahrung zu uns? Weil wir hungrig sind und den Geschmack gewisser Dinge mögen? Oder essen wir, weil es Zeit ist, zu essen – pünktlich auf die Minute? Mittagessen gibt es um eins, Tee um fünf, Abendessen um acht Uhr, das Essen wird so zu einem Ritual, egal, ob man hungrig ist oder nicht. Auf die Art erkennen nur sehr wenige Menschen die Bedeutung richtigen Essens und Trinkens, und die meisten verstehen nicht, daß viele Krankheiten durch schlechte und unvernünftige Ernährungsgewohnheiten entstehen.

Natürlich ist die Nahrung unentbehrlich für uns, und das Vergnügen am Essen ist ebenfalls wichtig. Wir sollten jedoch verstehen, daß unser ganzes Leben um die Nahrungsaufnahme und die Atmung kreist, was für uns nicht nur körperlich, sondern auch geistig und seelisch von Bedeutung ist. Richtige Eßgewohnheiten und ein Verständnis dafür, was gut und was weniger gut für uns ist, geben uns die Sicherheit, daß unser Körper stets gesund bleibt und wir älter werden, ohne alt auszusehen oder uns alt zu fühlen. Nach der Legende wurden viele Weise im alten China bis zu 200 Jahre alt, was an sich schon ein Ansporn sein sollte, richtige Ernährungsgewohnheiten zu pflegen.

Durch richtige Ernährung bleiben Knochen, Gewebe und Organe kräftig und gesund – Yin und Yang befinden sich im Gleichgewicht, Krankheit wird zum Fremdwort. Um dies zu erreichen ist es nicht nur erforderlich, darauf zu achten, was man ißt, sondern auch wann man ißt und wie die Nahrung gekaut und verdaut wird.

Heutzutage ist es für die meisten Menschen normal, daß sie im Winter Erkältungen und Grippe bekommen, und wenn sie über vierzig Jahre alt sind, daß sie an verschiedenen Schmerzen und Krankheiten leiden, möglicherweise sogar an Rheuma und Arthritis. Das ist eine völlig falsche Einstellung, und niemand, der sich nach der Ch'ang-Ming-Weise ernährt, muß jemals einen schlechten Gesundheitszustand erwarten.

Nur wenige Menschen sind sich bewußt, daß man durch richtige Ernährung, manchmal verstärkt durch die zusätzliche Anwendung

von Heilkräutern, den größten Teil der Krankheiten und Beschwerden sehr schnell heilen und eine Verschlechterung des körperlichen Zustandes innerhalb von zehn bis vierzehn Tagen stoppen kann. Wir werden als Teil der Natur geboren, und die Natur selbst sorgt für das Wachstum und die Heilung aller Dinge.
Dies wurde schon zu Zeiten des legendären »Gelben Kaisers« verstanden. Das *Nei Ching,* von dem gesagt wird, daß es vom »Gelben Kaiser« geschrieben wurde und das älteste existierende medizinische Buch ist, ist das klassische Werk über chinesische innere Medizin. Dort heißt es: »Yin ist nach innen aktiv und wirkt als Regulativ des Yang, während Yang nach außen aktiv wird und als Regulativ des Yin wirkt.« Außerdem wird Harmonie von Yin und Yang mit Gesundheit und steter Jugendlichkeit und Disharmonie mit schlechtem Gesundheitszustand, Krankheit und Tod gleichgesetzt.
Auch unsere Nahrung ist entweder Yin oder Yang, aber um dies völlig und in allen Einzelheiten zu verstehen, bedarf es mehr als einer Lebensspanne. Es ist jedoch möglich, einige Richtlinien zu geben, was gegessen werden sollte und was nicht. Die gegebenen Empfehlungen betreffen die Art von Nahrungsmitteln und Getränken, die im allgemeinen im Westen konsumiert werden, aber das macht sie nicht weniger wertvoll für die Menschen, die nach den Tiefen und dem vollen Nutzen des K'ai Men und der damit einhergehenden Gesundheit streben.

Die Ch'ang Ming-Ernährungsempfehlungen

Nicht erlaubt

1. Weißes Brot oder alles, was aus weißem Mehl hergestellt wird.
2. Veredelte oder chemisch behandelte Nahrung, alles, was chemische Zusätze (Farbstoffe, Aromastoffe, Konservierungsmittel usw.) oder Fruchtsäure enthält.
3. Gebratene Nahrung; besser ist gegrilltes, Geschmortes oder Geröstetes.
4. Kaffee, Alkohol, Tabak, Schokolade und Süßigkeiten.
5. Gewürze, Tafelsalz, Senf, Pfeffer, Essig und darin eingelegte Speisen sowie Curry.
6. Schweinefleisch, rotes Fleisch, roter Fisch, blauer Fisch. (Beispiele für die letztgenannten drei Gruppen: Rind-, Kalb-, Lammfleisch, Lachs, Makrele, Schwert-, Haifisch.)

7. Zucker.
8. Eiscreme.
9. Alle tropischen Früchte (Orangen, Ananas, Avocados, Papayas, Mangos, Feigen usw.) sowie Rhabarber.
10. Kartoffeln, Tomaten, Auberginen.
11. Konzentrierte Fleischextrakte.
12. Käse, Milch, Butter, Schmalz, Bratfette und andere tierische Fette sowie gekochte, gebratene und pochierte Eier.
13. Alles Geflügel oder Fisch mit hohem Fettgehalt.

Zu empfehlen

1. Vollweizen- oder Vollkornbrot. Alle Produkte aus Weizenkeimen, Vollweizen, Vollkorn-, Sojamehl sowie brauner Reis. Vermeiden Sie normales braunes Brot.
2. Kekse, hergestellt aus Roggen, Gerste, Hafer, Weizen, Mais- oder Reismehl. Das Beste ist, die Kekse selbst zu backen.
3. Müsli oder ähnliche Frühstücksgerichte wie z. B. Hafer-, Reis-, Gerstenbrei usw.
4. Frisches Gemüse und Salate aus unseren Breiten.
5. Früchte und Beeren aus unseren Breiten, jedoch in Maßen.
6. Ungesalzene Nüsse, die, wenn möglich, aus unseren Breiten stammen sollten.
7. Fisch, Geflügel und Meeresfrüchte mit niedrigem Fettgehalt, z. B. Krabben und Garnelen.
8. Fettarmer Joghurt.
9. Magermilch oder Magermilchpulver.
10. Honig und Melasse in kleinen Mengen.
11. Hüttenkäse oder vegetarischer Käse.
12. Kräutertee oder chinesischer Tee.
13. Pflanzenmargarine und Pflanzenöle, vorzugsweise Sesam- oder Sonnenblumenöl.
14. Frischgepreßte Fruchtsäfte, aber nur aus in unseren Breiten gewachsenen Früchten. Vermeiden Sie kohlensäurehaltige Getränke.
15. Alle getrockneten Früchte wie z. B. Aprikosen, Pflaumen, Rosinen, Johannisbeeren usw. zur Verwendung in Kuchen oder Keksen usw.
16. Eier, bevorzugt als Rührei oder Omelette, am besten jedoch nur in Kuchen usw.

17. Meersalz.
18. Seetang und andere Meeresgemüse.
19. Sojasoße.
20. Sesamsalz.
21. Nudeln.
22. Kräuter.

Chemisch behandelte Nahrungsmittel

Nehmen Sie keine Nahrung zu sich, die chemische Zusätze enthält (künstliche Farbstoffe, Geschmacksstoffe, Konservierungsmittel u. a.), da diese dem Körper schaden. Außerdem neigen sie dazu, die Nahrung zu sehr zu Yin oder zu Yang zu machen, was auf jeden Fall vermieden werden muß.

Früchte

Obwohl Äpfel eine Yang-Tendenz haben, fallen Früchte im allgemeinen doch unter die Yin-Tendenz und sollten daher nur in Maßen genossen werden. Vermeiden Sie besonders alle tropischen Früchte wie Orangen, Feigen, Ananas, Avocados, Papayas, Mangos und Bananen, da diese eine starke Yin-Tendenz besitzen. Aus diesem Grund kann zum Beispiel eine Frau eine Fehlgeburt haben, wenn sie sich ungefähr drei Jahre lang nach Ch'ang Ming ernährt hat und dann zeitweise tropische Frücht und noch ein bis zwei Liter Flüssigkeit zu sich nimmt. Kranke Menschen sollten überhaupt keine Früchte essen, und es ist völlig falsch, ihnen als Geschenk welche mitzubringen.

Gemüse

Nehmen Sie nur in unseren Breiten gewachsenes und je nach Saison, Gemüse, am besten aus kontrolliertem biologischen Anbau. Hülsenfrüchte wie z. B. Erbsen, Bohnen und Linsen sind besonders zu empfehlen, da sie reich an Eiweiß, Eisen und Vitaminen sind.

Kräuter

Sie werden heute zwar nicht mehr in dem Maße verwendet wie das einmal der Fall war, sie sind jedoch billig und sehr nützlich. Es gibt sehr viele mit besonderen Eigenschaften, z. B. Salbei, Thymian, Petersilie, Minze, Löwenzahn, große Klette, Basilikum und Lorbeerblätter. Fügen Sie die Kräuter den Speisen und Suppen zu, oder machen Sie aus ihnen Tee, z. B. Minztee, Löwenzahntee und -kaffee.

Reis
Weißer Reis wird poliert und zum Teil auch gebleicht, es ist daher besser, braunen Reis zu verwenden, auch wenn die Kochzeit etwas länger dauert. Brauner Reis enthält noch die Vitamine, die normalerweise bei der chemischen Behandlung von weißem Reis verlorengehen, der Rundkornreis ist besonders zu empfehlen.

Meerespflanzen
Sie sind reich an Mineralien, Eiweiß, Vitaminen und Enzymen. Sie können das ganze Jahr über gegessen werden und sind in einer großen Anzahl verschiedenster Sorten erhältlich; zudem schmecken sie sehr gut.

Getreide
Brauner Reis, Gerste, Weizen, Hafer, Hirse, Mais, Roggen und andere Getreidearten sind sehr wertvoll für die Erzeugung von Energie und können auf verschiedenste Weise verwendet werden, zum Frühstück, als Brot, Kuchen und Kekse, Waffeln usw. und als Basis für verschiedene Getränke. Wenn Sie das Getreide in einer Pfanne erhitzen und Wasser zufügen und das Ganze kochen lassen, so erhalten Sie ein leckeres Getränk. Zur Verfeinerung des Geschmacks können sie es mit Honig oder Sojasoße abschmecken.

Fisch
Einmal in der Woche Fisch zu essen ist völlig ausreichend, das gilt auch für andere Meeresfrüchte wie z. B. Garnelen, Krabben und Austern. Der Grund liegt in der Yin-Tendenz der Meeresfrüchte. Vermeiden Sie besonders Lachs, Makrele, Schwert- und Haifisch (roter und blauer Fisch), denn sie sind extrem Yin.

Fleisch
Vermeiden Sie rotes oder blaues Fleisch, z. B. Lamm-, Kalb- und Rindfleisch sowie Schweinefleisch, Schnecken, Kaninchen und ähnliches; Haus- und Wildgeflügel können gegessen werden. Jedoch ist Fleisch nicht notwendig, da der Körper alle erforderlichen Nährstoffe aus Getreide und Gemüse erhält. Das meiste Fleisch enthält zudem noch Chemikalien, die dem Tierfutter zugesetzt werden, und Kunstdünger, mit dem der Ackerboden behandelt wird, die Antibiotika, mit denen die Tiere behandelt werden, sowie die Farb- und Konservie-

rungsstoffe, die nach der Schlachtung hinzugefügt werden. Dazu kommt, daß Fleisch nur sehr schwer zu verdauen ist, da das enthaltene Fett und die Fleischfasern die Verdauungsorgane überfordern. Außerdem benötigen die Gifte eine lange Zeit, bevor sie aus dem Kreislauf wieder ausgeschieden werden, und all dies zusammen stellt eine große Belastung dar.

Kartoffeln, Tomaten, Auberginen
Sie sind entfernte Verwandte des giftigen Nachtschattengewächses und teilen einige der gefährlichen Eigenschaften. Deshalb sollten sie vermieden werden.

Salz
Gewöhnliches Tafelsalz enthält wenig beziehungsweise gar nichts Gutes. Meersalz (stärker im Geschmack) jedoch enthält verschiedene Mineralien und Spuren von Jod. Jeder, der über fünfzig Jahre alt ist, sollte weniger Salz verwenden. Sesamsalz, normalerweise als Sesamsaat-Salz bekannt, ist nicht nur sehr wohlschmeckend, wenn es über die Speisen gestreut wird, sondern auch sehr nahrhaft. Es wird hergestellt aus einem Teil Salz und zehn Teilen Sesamsaat. Rösten Sie erst das Salz, dann die Sesamsamen, bis sie in der Pfanne springen. Mischen Sie nun beides zusammen, und mahlen Sie es in einem Mörser oder in einer Mühle zu Pulver.

Kaffee, Schokolade, Tee
Es ist langsam Zeit, daß sich die Menschen der schädlichen Wirkungen von Kaffee und gewöhnlichem Tee bewußt werden. Beides enthält Koffein, Tannin und viele andere schädliche Stoffe. Da sie auch als Stimulans wirken, wird das Herz zusätzlich belastet. Schokolade ist reich an Oxalsäure, die bei Kindern Akne verursacht und die Kalziumaufnahme im Körper reduziert.

Kauen
Zur Entlastung des Verdauungssystems sollten Sie die Nahrung gründlich kauen – jeden Bissen etwa fünfzig bis hundert Mal. Wenn Sie jede Nahrung im Mund so lange kauen, bis sie flüssig ist, bevor Sie sie herunterschlucken, wird das Ihrer Gesundheit sehr zugute kommen.

5. Atem ist Leben

Das Atmen wird als die natürlichste Sache der Welt angesehen, aber nur sehr wenige Menschen sind sich bewußt, wie wichtig eine richtige Atmung für den Körper ist. Wir können alle einige Zeit ohne Nahrung oder Flüssigkeit auskommen, aber wenn wir auch nur für 30 Sekunden aufhören zu atmen, werden wir schnell feststellen, wie schwierig es ist, auch nur für eine kurze Zeit ohne Sauerstoff auszukommen. Wir nehmen den Atem hin, ohne auch nur einmal daran zu denken, es sei denn, wir leiden an Heuschnupfen, Asthma oder Lungenemphysem, wodurch das Atmen erheblich erschwert wird.

Die meisten Menschen atmen aus schlechter Angewohnheit oder Unkenntnis zu oberflächlich und nutzen bei jedem Atemzug nur etwa ein Drittel ihrer Lungenkapazität. Dies führt zu einer Beeinträchtigung ihres Gesundheitszustandes – Erschöpfung, Schwäche, Müdigkeit, Kopfschmerzen, Bronchialleiden, keuchender Atem usw. sind dann Teil ihres täglichen Lebens. Sauerstoffmangel kann zu einer übermäßigen Belastung des Herzens führen und die Ursache vieler Kreislaufprobleme sein, was wiederum das Gewebe und die Knochenstruktur beeinflußt, die Sexualität einschränkt sowie die Drüsen, das ganze Nervensystem und die inneren Organe beeinträchtigt.

Betrachten wir einmal einige Beschwerden, die hauptsächlich durch schlechte oder ungenügende Atmung hervorgerufen werden. Das Lungenemphysem war bis zur Jahrhundertwende nahezu unbekannt, heute ist es weit verbreitet, und jeden Tag scheinen mehr Menschen an dieser Krankheit zu leiden. Hierbei geschieht folgendes: ein Teil des Lungengewebes erweitert sich und klebt zusammen, wodurch die belüftete Lungenoberfläche kleiner und die Atmung schneller wird. Dies führt zu einer zusätzlichen Beanspruchung des Herzens und kann bei zu großer Belastung zum Herzstillstand führen.

Bronchitis, die von einem andauernden starken Husten begleitet wird, ist im allgemeinen das Ergebnis von schlechten Ernährungsgewohnheiten und zu viel Flüssigkeit im Körper. Durch Änderung der Ernährung und Erlernen einer tiefen und richtigen Atmung kann dieses einfache Yin-Leiden geheilt werden.

Asthma ist wegen der angestrengten Atmung des Kranken leicht zu erkennen. Es wird durch eine Überbelastung der Nieren hervorgerufen und kann durch richtige Atmung und Begrenzung der Flüssigkeitsaufnahme geheilt werden.

Viele weitere Krankheiten werden ebenfalls durch schlechte Ernährungsgewohnheiten und zu wenig Sauerstoff im Blut hervorgerufen, einschließlich Tuberkulose, Lungenentzündung, Heuschnupfen, Rippenfellentzündung und Stirnhöhlenbeschwerden. Da unser Leben so sehr von einer richtigen Atmung abhängt, ist es unerläßlich, dies zu erlernen, so daß wir stets über eine gute körperliche Kondition und dadurch über eine gute Gesundheit verfügen.

Es ist wichtig, daß die Lungen stets mit genügend Sauerstoff versorgt werden. Der Sauerstoff verbindet sich mit dem Blut in den Lungen, wodurch das unreine Blut gereinigt und regeneriert wird. Findet diese Regenerierung nicht statt, gelangen die Schadstoffe wieder in den Blutkreislauf, und das Blut verschlechtert sich, was zu einer allgemeinen Schwächung des Körpers führt. Die Energien werden vermindert, wodurch der Körper weniger widerstandsfähig gegenüber Krankheiten wird und zu Erschöpfung neigt, was die häufigste Ursache für einen schlechten Gesundheitszustand ist. Versuchen Sie deshalb, immer tief zu atmen, und befolgen Sie die Empfehlungen der Ch'ang Ming-Ernährung. Eine richtige und kontrollierte Atmung unterstützt den Öffnungsprozeß der Bahnen zu den psychischen Zentren, regeneriert den Körper, versorgt ihn mit Energie und öffnet somit den Weg zum Geist und zur seelischen Entwicklung.

In der chinesischen Kunst des K'ai Men gibt es zwanzig spezielle grundlegende Atemübungen: acht davon sind Yin, acht sind Yang und vier sind eine Mischung aus beiden. Jede Atemübung erfüllt eine besondere Aufgabe – einige wirken beruhigend, andere anregend und wieder andere unterstützen die Anwendungen, Aktivierung und Förderung der inneren und der makrokosmischen Energie. Weiterhin unterstützen sie den Prozeß der Öffnung der funktionellen und kontrollierenden Bahnen, die die energetischen und psychischen Zentren im Körper versorgen und aktivieren.

Es gibt zwei Hauptformen der Atmung, die wiederum in zwei Hälften geteilt sind, von denen jede drei Zentren besitzt. Die beiden Hauptformen sind Yin und Yang, aber jede Form entwickelt etwas, was sie mit der anderen verbindet.

Yin-Atmung

Die Yin-Atmung ist eine sehr oberflächliche Atmung. So atmen die meisten Menschen normalerweise. Sie ist sehr ungesund und die Ursache für viele Brust-, Hals- und Kopfbeschwerden. Bei der Einatmung werden Brust, Schultern und Schlüsselbein hochgehoben, und von daher spricht man im allgemeinen von der Brustatmung. Da sie einen Druck gegen das Zwerchfell ausübt, erhalten die Lungen sehr wenig Luft, und deshalb nützt diese Atmung dem Blut und dem Gesamtorganismus wenig.
Bei einer Variation der Yin-Atmung wird länger und stärker ein- als ausgeatmet, seien Sie jedoch vorsichtig, wenn Sie dies versuchen, weil die Atmung eine feine Empfindung im oberen Brustbereich und im Kopf verursacht und man sich ein wenig schwindelig fühlen kann. Der Grund dafür liegt darin, daß die Yin-Atmung das Mittelhirn stimuliert und die von der Erde aufgenommene Energie steigert.
Der »Yin-mikrokosmische Kreis«, auch als »innerer Ch'i-Kreislauf« bekannt, ist eine weitere Form der speziellen taoistischen Techniken. Durch tiefe Atmung im Unterbauch (Tan T'ien) in Verbindung mit bestimmten Armbewegungen zusammen mit einem Partner, kann der Schüler lernen, wie er seine innere Energie oder Lebenskraft in fünf Punkten einschließt (siehe Abb. S. 45).
Der »Yang-makrokosmische Kreis« im Yin-Abschnitt, auch als »äußerer Ch'i-Kreis« bekannt, ist eine dynamische Atemübung, die viele Jahre praktischer Erfahrung im K'ai Men erfordert, bevor sie überhaupt versucht werden kann. Der Grund liegt darin, daß diese Übung einen sehr starken Ch'i-Fluß, eine dynamische Konzentration sowie eine positive Beherrschung des Verstandes erfordert. Das wesentliche Prinzip dieser Technik (siehe Abb. S. 45) besteht in einer Atmung ohne Ein- und Ausatmung im üblichen Sinn, sie vollzieht sich durch die Mitte der Fußsohlen, die Mitte der Wirbelsäule und die Spitze des Kopfes. Die innere Energie kreist durch diese Punkte und ebenfalls nach außen durch die Fingerspitzen. Nur die Schüler, die viele Jahre alle Aspekte des K'ai Men geübt haben, können erkennen, was das bedeutet und wie es ausgeführt werden kann.

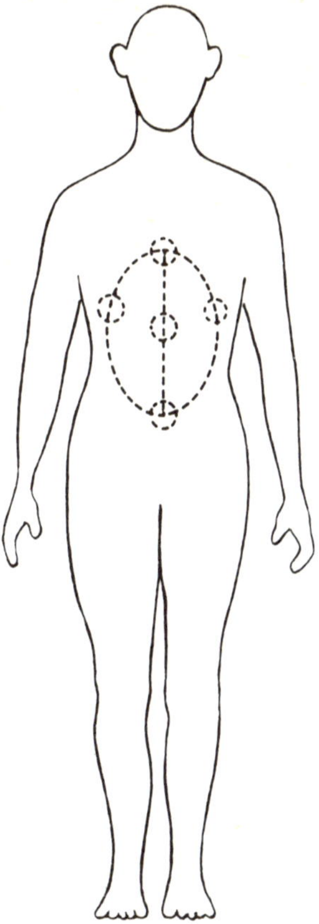

Der »Yin-mikrokosmische Kreis«, Yin-Abschnitt

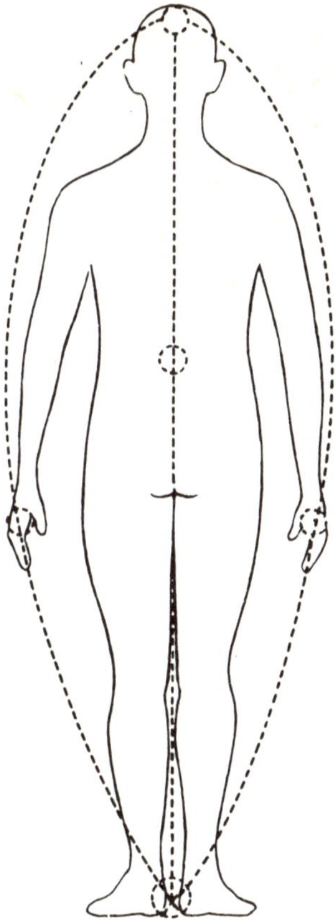

Der »Yang-makrokosmische Kreis«, Yin-Abschnitt

Yang-Atmung

Die Yang-Atmung ist eine tiefe Atmung, da sie sich auf den Gebrauch des Zwerchfells konzentriert. Im Westen ist sie allgemein als Zwerchfellatmung bekannt.

Diese Atmung ermöglicht den Lungen einen größeren Spielraum, wodurch sich ihre Aufnahmekapazität erhöht. Durch den nach unten erfolgenden Druck auf die inneren Organe werden diese massiert, und

der Bauch wölbt sich bei der Einatmung nach außen. Dies wirkt stimulierend auf den unteren Bauchbreich und vergrößert die vom Himmel angezogene Energie.
Bei einer Variation der Yang-Atmung ist die Einatmung kurz und schnell, während die Ausatmung kraftvoll und so lange wie möglich geschieht. Diese Atemtechnik ist sehr gut für die Gesundheit, da sie enorm viel Energie erzeugt, dem Blut den benötigten Sauerstoff zuführt, das Blut durch den Abtransport von Schadstoffen reinigt und das Nervensystem sowie den Gesamtorganismus stärkt.

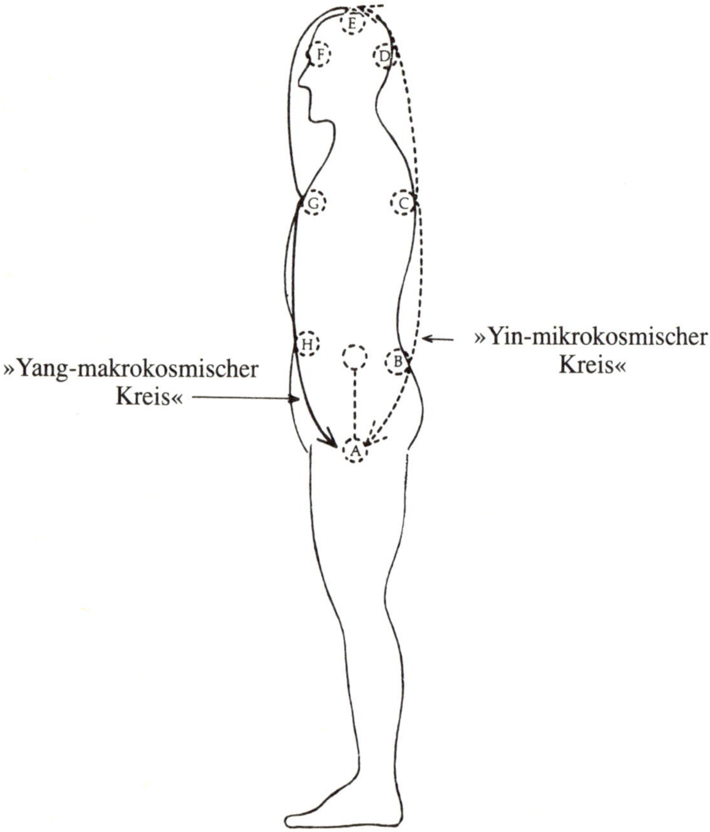

Yang-Abschnitt, »Yang-makrokosmischer Kreis« und »Yin-mikrokosmischer Kreis«

Der »Yin-mikrokosmische Kreis« im Yang-Abschnitt verbindet die Lebenskraft oder innere Energie mit der makrokosmischen Energie. Diese Energien werden mittels spezieller Atemübungen durch verschiedene Punkte geleitet: von Punkt A die Wirbelsäule hinauf zu Punkt E an die Spitze des Kopfes. Beide Energien können in den mit B, C, D oder E gekennzeichneten Punkten eingeschlossen werden (siehe Abb. S. 46). Diese sind als Kontrollkanäle bekannt, die nicht nur den Körper und den Verstand mit positiver und dynamischer Energie versorgen, sondern auch die psychischen Zentren in Schwingungen versetzen und öffnen, sowie den Weg zum Geistigen stärken.
Der »Yang-makrokosmische Kreis« im Yang-Abschnitt vollendet den Kreis von Punkt E zurück nach Punkt A durch die Punkte F, G und H. (siehe Abb. S. 46). Nach Vollendung des Kreises werden die Energien zum Unterbauch oder »unteren Kessel« zurückgeleitet, wo sie nutzbar gemacht und neu belebt werden. Die Punkte von E abwärts auf der Vorderseite des Körpers bis zu Punkt A sind als die funktionellen Kanäle bekannt. Sie dienen dazu, die äußere Anwendung der Lebenskräfte im Hinblick auf gesundheitliche und geistige Auswirkungen zu kontrollieren. Wenn sie so weit gelangt sind, befinden Sie sich auf dem Wege zur geistigen Unsterblichkeit durch die taoistische Alchemie.

Yin/Yang-Atmung

Das ist eine Reihe von Atemübungen, wobei die Einatmung genauso stark und lang ist wie die Ausatmung. Diese Form der Atmung zieht im gleichen Maße die Energie vom Himmel und von der Erde an (siehe Abb. S. 48).
Der »Yin-mikrokosmische Kreis« im Yin/Yang-Abschnitt besteht darin, den Atem und die innere Energie vom Unterbauch zum Sonnengeflecht steigen zu lassen und dann wieder zurück zum Unterbauch zu bringen. Indem man die Hände auf die zwei Bereiche legt, kann man die Zirkulation der Energie unterstützen. Außerdem verhilft es dazu, die dort vorhandenen psychischen Zentren vibrieren und pulsieren zu lassen.
Der »Yang-makrokosmische Kreis« im Yin/Yang-Abschnitt besteht darin, den Atem und die innere Energie durch drei Punkte zu leiten, beginnend im Unterbauch zum Sonnengeflecht und dann zum Herzen,

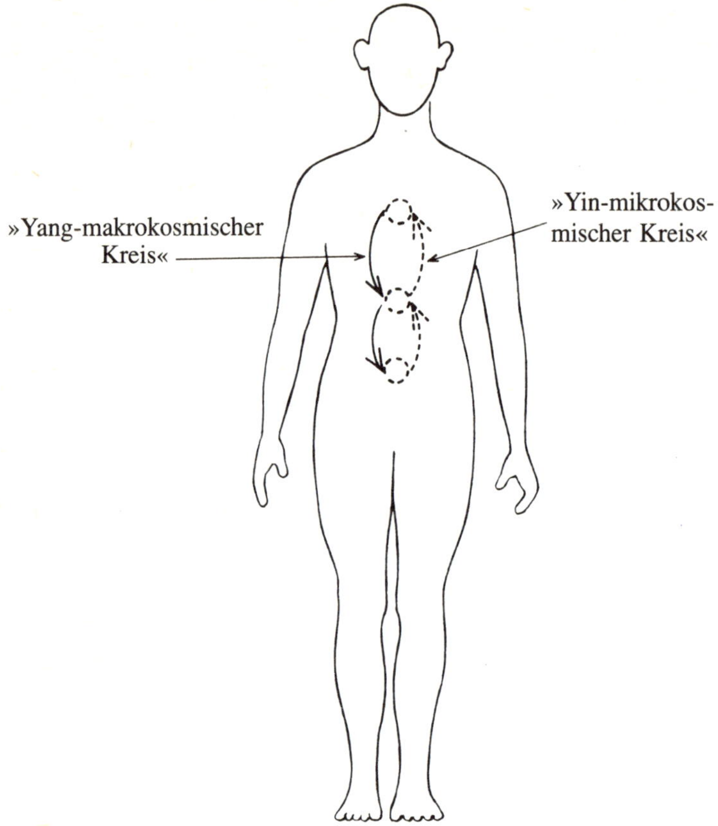

Yin/Yang-Abschnitt, »Yang-makrokosmischer Kreis« und »Yin-mikrokosmischer Kreis«

von dort durch denselben Bereich wieder zurück bis zu dem ursprünglichen Ausgangsort, nämlich dem Unterbauch.

Außer den zwanzig grundlegenden Atemübungen im Taoismus sind noch viele weitere bekannt, die mit körperlichen Bewegungen und Übungen verbunden sind. Dadurch nutzt der Atem- und Energieabschnitt im K'ai Men umfassend und dynamisch den Körper, die Funktionen und Vibrationen der psychischen Zentren, die kontrollierenden Bahnen zum, vom und innerhalb des Verstandes und des Unterbewußten.

Die Harmonie zwischen allen öffnet die Tür zum Bewußtsein.
Die Bedeutung des Atems ist am größten zu Beginn und am Ende Ihres Lebens auf der Erde. Wußten Sie, daß ein Neugeborenes als erstes ausatmet und ein Sterbender als letztes einatmet? Im letzteren Fall wirkt der durch die Einatmung aufgebaute Druck auf das geschwächte Herz und führt zum Tod.
Jede tiefe Atmung führt zur Harmonie von Yin- und Yang-Vibrationen, daher ist es von größter Bedeutung, stets tief zu atmen und die volle Lungenkapazität zu nutzen, so daß der Körper den größtmöglichen Nutzen daraus erlangen kann. Die verschiedenen Formen des Heilens im K'ai Men – Meridian-Heilung, Ch'i-Heilung, Atem-Heilung, Klang-Heilung, Meditations-Heilung, Chinesische Massage, Akupressur usw. – gründen alle auf dem wirkungsvollen Einsatz von Vibrationen.
Im K'ai Men wird auf die richtige Atmung und die Beibehaltung der Atemkontrolle zu jeder Zeit den größten Wert gelegt, dies gilt unabhängig von der Art der ausgeführten Atemübung. Alle körperlichen Übungen im K'ai Men sind in zwei Abschnitte aufgeteilt: die »Grundübung«, in der die tiefe Atmung besonders wichtig ist, und die »Erweiterung«, in der die völlige und anhaltende Kontrolle von Körper und Geist im Vordergrund steht.
Regelmäßiges kontrolliertes Atmen wird es Ihnen ermöglichen, den Atem nach unten zum Unterbauch zu lenken, um den »Unteren Kessel« oder das »Innere Feuer«, wie es manchmal bezeichnet wird, zu aktivieren und die dort vorhandene innere Energie zu stärken. Das wiederum regt die Energie derart an, daß sie notwendigerweise mit der Einatmung hochsteigt. Bei der Ausatmung wird das Zwerchfell entspannt, wodurch der Druck vom Unterbauch weggenommen wird und die innere Energie an der Vorderseite des Körpers entlang zum Unterbauch zurückfließt.

Eine Yang-Atemübung

Sie führt zu einem verstärkten Energiefluß und wärmt den Körper auf, so daß die Übung sehr empfehlenswert ist, wenn man friert. Weiterhin bekämpft die Atemübung die Bakterien einer gewöhnlichen Erkältung oder Grippe und führt zu einer allgemeinen Stärkung des Gesamtorganismus.
Stellen Sie für diese Übung (siehe Abb. S. 50) die Füße etwa

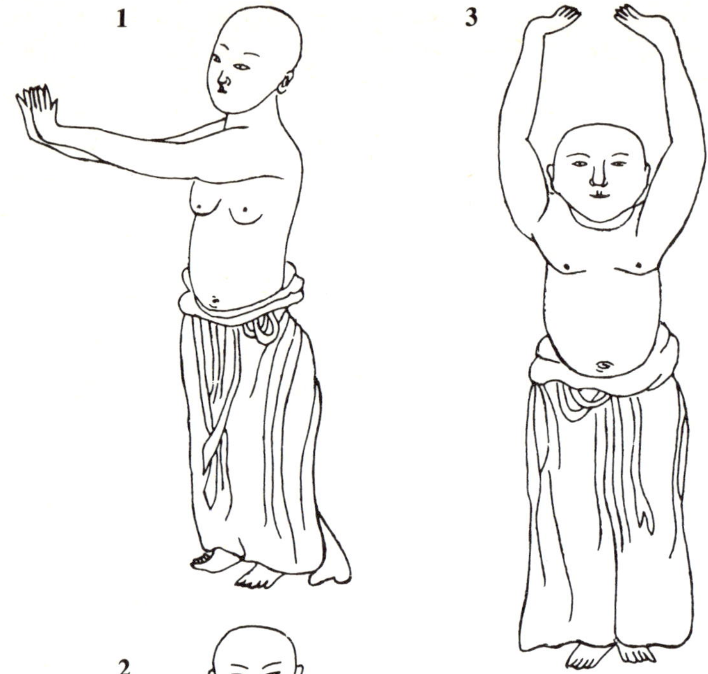

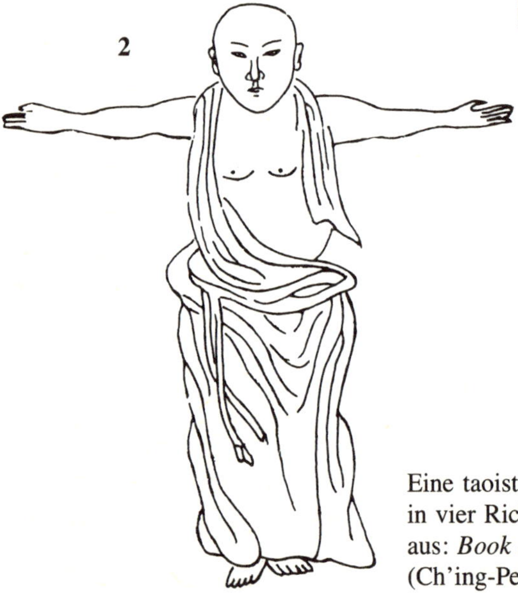

Eine taoistische Yang-Atemübung
in vier Richtungen
aus: *Book of Supple Muscles*
(Ch'ing-Periode)

schulterbreit auseinander, und lassen Sie die Hände seitlich vom Körper herabhängen.

1. Atmen Sie durch die Nase ein, heben Sie gleichzeitig die Hände bis vor die Schultern hoch. Atmen Sie dann langsam, aber mit Nachdruck durch den Mund aus, während Sie die Hände langsam und kräftig gerade nach vorne drücken, bis die Arme gestreckt sind.
2. Atmen Sie durch die Nase ein, führen Sie die Hände dabei bis vor die Schultern zurück. Atmen Sie dann langsam, aber kräftig durch den Mund aus, während Sie die Hände langsam zur Seite drücken, bis die Arme gestreckt sind.
3. Atmen Sie durch die Nase ein, führen Sie die Hände dabei bis vor die Schultern zurück. Atmen Sie dann durch den Mund aus, während Sie die Hände langsam und kräftig nach oben drücken.
4. Atmen Sie durch die Nase ein, führen Sie die Hände dabei bis vor die Schultern zurück. Atmen Sie dann langsam, aber kräftig durch den Mund aus, während Sie die Hände nach unten drücken, bis die Arme gestreckt bei den Oberschenkeln sind.

Wiederholen Sie den Ablauf, Sie werden die Wirkung fühlen.

Eine Yin-Atemübung

Diese Übung läßt sich besonders gut zu jeder Tageszeit ausführen. Sie hilft, die Nasenwege freizuhalten, beruhigt die Nerven und ermöglicht eine vollständige Entspannung von Körper und Geist. Machen Sie diese Übung, wenn Sie sich angespannt fühlen oder unter Streß stehen oder beginnende Kopfschmerzen spüren.
Sie können diese Übung im Sitzen ausführen. Legen Sie den rechten Ellbogen auf einen Tisch, legen Sie den Zeigefinger der rechten Hand zwischen den Augenbrauen auf die Stirn. (Sollten Sie Linkshänder sein, dann ersetzen Sie rechts durch links.)

1. Drücken Sie den rechten Daumen gegen den rechten Nasenflügel, so daß das Nasenloch völlig verschlossen ist. Atmen Sie langsam durch das linke Nasenloch ein, bis der Brustkasten soweit wie möglich gefüllt ist. Dann atmen Sie durch das gleiche Nasenloch langsam wieder vollständig aus.
2. Öffnen Sie das rechte Nasenloch, drücken Sie den Mittelfinger der

rechten Hand gegen den linken Nasenflügel, bis dieses Nasenloch verschlossen ist. Atmen Sie langsam ein, bis Lungen und Brustkasten gefüllt sind, dann atmen Sie vollständig wieder aus.

Die Atemübung besteht aus diesen beiden Bewegungen, und wenn Sie sie fünfmal wiederholen, werden Sie die entspannende Wirkung feststellen. Achten Sie jedoch darauf, daß der Atemfluß nicht unterbrochen wird, wenn Sie die Finger wechseln.

Eine Yin/Yang-Atemübung

Diese Übung eignet sich vorzüglich zur Aktivierung der Energie und beeinflußt durch Vibration drei psychische Zentren, die wiederum Körper und Geist neu beleben.
Setzen Sie sich bequem auf einen Stuhl oder noch besser mit überkreuzten Beinen auf den Boden. Halten Sie den Körper ohne Steifheit aufrecht. Legen Sie die rechte Hand auf den Unterbauch und die linke Hand auf das Sonnengeflecht – in beiden Fällen sollten die Hände direkt die Haut berühren.

1. Atmen Sie tief durch die Nase ein, so daß der Druck im Unterbauch die rechte Hand nach außen drückt. Drücken Sie dann mit der rechten Hand auf den Unterbauch, so daß die Luft gezwungen wird, nach oben zum Sonnengeflecht aufzusteigen.
2. Drücken Sie mit der linken Hand, so daß die Luft gezwungen wird, in den Brustkorb aufzusteigen.
3. Atmen Sie langsam durch die Nase aus, lassen Sie dabei den Brustkorb einsacken.
4. Drücken Sie mit der linken Hand auf das Sonnengeflecht, damit die Luft dort vollständig herausgepreßt wird.
5. Drücken Sie mit der rechten Hand, damit auch die noch im Unterbauch verbliebene Luft entweichen kann.

Denken Sie daran, so tief wie möglich zu atmen, und wiederholen Sie den gesamten Übungsablauf mindestens sechsmal.

Lerne zu atmen – und du wirst leben.
Lerne, gut zu atmen – und du wirst gesund bleiben.
Lerne, tief zu atmen – und du wirst ein langes Leben führen.
Lerne, nach innen zu atmen, ohne zu atmen – und du wirst geistige Unsterblichkeit erlangen.
Befolgen Sie diesen taoistischen Ratschlag – jetzt und immer.

6. Hinweise für richtiges Üben

Jeder, der bereit ist, ausdauernd und gewissenhaft zu üben, und der nach dem höchsten Ziel strebt, braucht Unterstützung und Richtlinien für seinen Weg. Der Druck und die Anstrengungen im beruflichen und privaten Leben, die Versorgung der Familie und die Bürden, die wir alle täglich zu tragen haben, schwächen unsere Energie und unseren Körper, so daß wir manchmal glauben, nicht genügend Kraft zu haben, um weiterzumachen. Zudem können Ärger, Eifersucht, Depression, Angst und andere Emotionen unseren Verstand in dauernder Spannung halten, was konzentriertes und klares Denken sehr erschwert.

Um das zu vermeiden, müssen die Emotionen beherrscht werden, damit Ihr Verhalten gegenüber Ereignissen und anderen Menschen möglichst konstant bleibt. Das zu erreichen, ist sehr schwierig, aber wenn Sie erst einmal die Geistesstärke haben, sich jederzeit zu beherrschen, wird Ihr Leben eine neue Dimension und einen völlig anderen Aspekt erhalten. Es wird dann soviel Frieden, Harmonie und Glück in Ihnen sein, daß Sie glauben, ein Wunder wäre geschehen. Aber Wunder geschehen nicht, es ist lediglich der Lauf der Natur und sollte eigentlich ein tägliches Ereignis sein. Wir sollten deshalb lernen, es als solches zu akzeptieren, denn das ist das Tao.

Schlaf

Niemand sollte zu lange schlafen, da es den Körper zu erdgebunden macht und man schwerfällig und träge wird. Wer wirklich gesund ist, ganz besonders, wenn er sich etwa drei Jahre lang nach Ch'ang Ming ernährt hat, benötigt lediglich fünf bis sechs Stunden Schlaf, und das gilt unabhängig von der Art seiner Arbeit.

Schlafen Sie immer bei geöffnetem Fenster, damit im Schlafzimmer stets frische Luft ist. Zur Vermeidung von Durchzug ist es empfehlenswert, nur ein Fenster zu öffnen und die Türe zu schließen. Sorgen Sie dafür, daß Sie nicht auf einer zu weichen Matratze schlafen. Eine feste Matratze ist durchaus behaglich und verhilft zu einem entspannteren Schlaf. Wenn die Matratze durchhängt, kann das zu unnützen körperlichen Anspannungen führen, selbst wenn man versucht, sich zu entspannen.

Ein altes Sprichwort sagt: »Eine Stunde Schlaf vor Mitternacht ist wertvoller als zwei Stunden danach!« Das ist nur zu wahr. Der Grund liegt darin, daß nach Mitternacht Herz, Dünndarm, Blase und Nieren ihren tiefsten Leistungsstand erreicht haben, die Körpertemperatur herabsinkt, die Atmung sich verlangsamt und diese Organe langsamer arbeiten, damit sie sich ebenfalls erholen können. Wie Sie aus dem Schaubild, das die Yin- und Yang-Tendenzen des Tages zeigt, entnehmen können, sind die frühen Morgenstunden ebenfalls eine Yin-Periode:

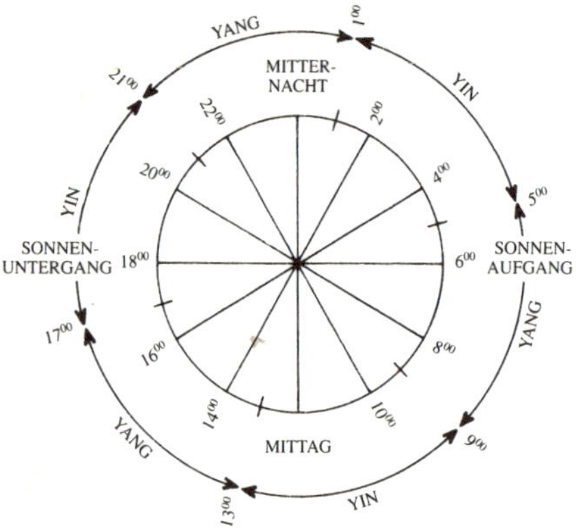

Wenn Sie träumen oder Alpträume haben, oder wenn Sie nachts aufwachen, ist es sehr wahrscheinlich zwischen 1 Uhr und 5 Uhr morgens. Von daher ist es für die Gesundheit und Entspannung wichtig, so viel Schlaf wie möglich vor 1 Uhr nachts zu bekommen, damit der Körper den größten Nutzen aus der Nachtruhe ziehen kann.

Lebenskraft

Es ist in China seit jeher bekannt, daß Organe, Blut, Geist, Seele, Körper, die psychischen Zentren, die Energien, wirklich alles Lebende im Universum einen regelmäßigen Zyklus von minimaler oder maximaler Aktivität durchlaufen. Der Jahreszyklus sieht so aus:

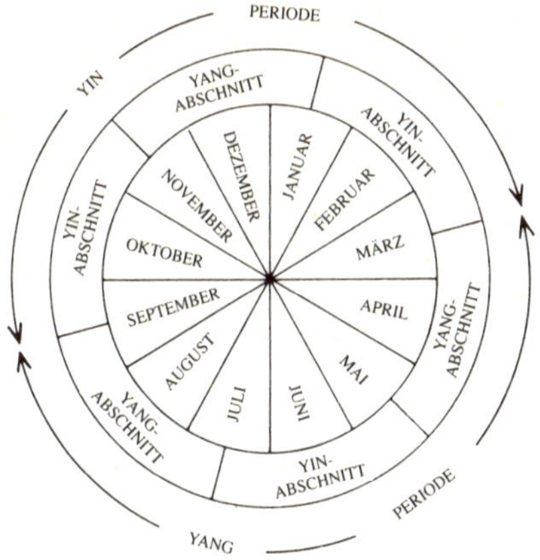

Demnach hat jeder seinen tiefsten Punkt im Dezember und die maximale Lebenskraft im Juni. In Abhängigkeit von dem Zeitpunkt seiner Geburt kann dies bei jedem einzelnen variieren, jedoch wird diese Schwankung einen Zeitraum von drei Wochen nicht überschreiten. Neben dem jährlichen lassen sich auch monatliche und tägliche Zyklen der Lebenskraft feststellen.

Die »Organuhr« zeigt, zu welcher Tages- oder Nachtzeit die wichtigsten Organe des Körpers ihre Leistungsfähigkeit erreichen. Die Zeiten sind unter Bezug auf die »Meridian-Linien« des menschlichen Körpers errechnet worden.

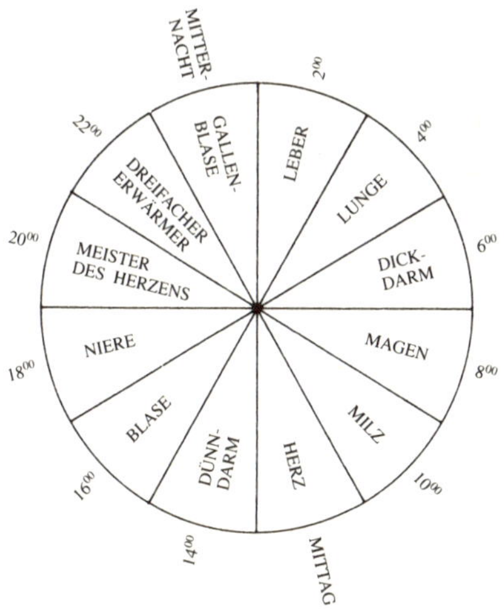

Die »Meridian-Linien« werden in den meisten chinesischen Heilkünsten genutzt, wie zum Beispiel in den »Acht Fäden des Brokat«, die Akupressur, Heilen durch Vibration, Heilen durch Ch'i- und Li-Energie, chinesische Massage und Heilen durch Klang beinhalten. Weiterhin werden sie intensiv in der Akupunktur benutzt.
Haben Sie z. B. Herzbeschwerden, so ist es empfehlenswert, vor 23 Uhr ins Bett zu gehen, und wenn Sie Lungenbeschwerden haben, ist es empfehlenswert, zwischen 15 Uhr und 17 Uhr keine großen Aktivitäten auszuüben.

Entspannung
Wenn Sie sich nach der Ch'ang Ming-Diät ernähren, werden Sie sich nicht müde oder erschöpft fühlen, und deshalb ist es unwahrscheinlich, daß Sie krank werden, da die Müdigkeit eine der Hauptursachen für das Entstehen einer Krankheit ist. Fühlen Sie sich einmal angespannt, dann setzen Sie sich ruhig und mit aufrechtem Rücken hin (lassen Sie sich nicht in einen Sessel plumpsen), und entspannen Sie Ihren Körper und Ihren Geist. Schließen Sie die Augen, wenn es Ihnen dabei hilft zu entspannen und versuchen Sie, die Geräusche, die Sie umgeben, zu ignorieren. Probieren Sie einige tiefe Atemübungen, zum Beispiel die Yin-Atmung (siehe 5. Kapitel). Das hilft zu entspannen und erhöht gleichzeitig die Sauerstoffzufuhr.
Spannungen können auch durch eine Dusche oder ein Bad, bevor Sie mit den K'ai Men-Übungen beginnen, reduziert werden. Von großem Nutzen kann auch sein, nach den Übungen zu baden. Wenn die Augen ermüden oder Sie leichte Kopfschmerzen haben, dann legen Sie sich auf den Boden und atmen tief in den Unterbauch (Tan T'ien), wobei die Zunge am Gaumen anliegt. Legen Sie gleichzeitig die rechte Hand zwischen die Augenbrauen auf die Augen. Es ist wichtig, daß die Handfläche dabei direkt auf der Haut und den Augenlidern ruht. Die Fingerspitzen Ihrer linken Hand drücken während der Übung in einem Rhythmus, der dem Ihres eigenen Pulsschlages gleicht, sanft auf den Boden. Üben Sie das etwa eine Minute lang, und Sie werden überrascht sein, wie gut Sie sich anschließend fühlen.

Nahrung
Die Vorteile der Ch'ang Ming-Ernährung wurden bereits hervorgehoben. Versuchen Sie das einmal ein halbes Jahr. Sie werden sich wundern, wie fit und lebendig Sie sich fühlen, wie gut Sie aussehen und wie gut Ihre Haut ist.

Es ist jedoch ratsam, nicht unmittelbar vor den Übungen zu essen und nach einer ausgiebigen Mahlzeit sollten Sie drei bis vier Stunden warten, bevor Sie mit den K'ai Men-Übungen beginnen. Kauen Sie jeden Bissen fünfzig bis hundert Mal, damit die Nahrung bereits vor dem Herunterschlucken flüssig geworden ist. Damit schützen Sie den Magen vor Überlastung und sich selbst vor Verdauungsstörungen und Magen-Darm-Geschwüren.

Zeit und Ort des Übens
Sie können überall und zu jeder Tageszeit üben, die optimalen Zeiten sind jedoch eine Stunde nach Sonnenaufgang und eine Stunde vor Sonnenuntergang. Möglicherweise können Sie jedoch wegen Ihrer Arbeit am besten abends üben, versuchen Sie, es regelmäßig zu einer bestimmten Zeit zu machen. Die K'ai Men-Übungen sind so angelegt, daß Sie jedesmal ein paar Übungen ausführen können und eine Übungsphase nicht länger als fünfzehn bis zwanzig Minuten in Anspruch nimmt.
Der Raum, in dem Sie üben, sollte sauber und gut durchlüftet sein, aber ohne Durchzug und Kälte oder Feuchtigkeit. Sie können auch auf Holzfußboden üben, vorausgesetzt der Boden ist gerade, damit die Wirbelsäule nicht gegen Unebenheiten drückt, wenn Sie auf dem Rücken liegen. Am besten übt man auf einem Teppich in einem Raum mit einem geöffneten Fenster.

Kleidung
Sie sollte locker sein, damit Sie den Körper ohne geringste Einengung beugen und drehen können. Die beste Kleidung für K'ai Men-Übungen wurde in China vor mehr als 5000 Jahren entwickelt, und sie ist ideal für alle Körperübungen, egal, wie anstrengend die Bewegungen auch sind.

Atmung
Es genügt an dieser Stelle, noch einmal zu betonen, daß die tiefe Atmung absolut notwendig ist. (Einzelheiten siehe 5. Kapitel). Lernen Sie zusätzlich, den »Goldenen Nektar« Ihres eigenen Körpers zu schmecken, indem Sie die Zunge stets oben am Gaumen halten. Sobald sich der Mund mit Speichel gefüllt hat, heben Sie das Kinn etwas an und schlucken den Speichel in einem Zug sanft herunter. Lassen Sie das zur Gewohnheit werden, Sie werden überrascht sein, wie wohltuend es ist.

Verstand

Konzentrieren Sie sich stets, bei allem, was Sie tun. Lernen Sie, alles zu fühlen, was in Ihrem Körper vorgeht. Lernen Sie auch, sich auf die Dinge und die Menschen zu konzentrieren, die um Sie herum sind. Durch Konzentration und Aufmerksamkeit, selbst den kleinsten Ereignissen gegenüber, wird es Ihnen schließlich möglich, zu erkennen, daß Sie stets vom Tao umgeben sind, und Sie werden beginnen, Ihren Lebensweg zu erkennen und zu schätzen. Diese Art der Konzentration führt nicht nur zu einer Stärkung des Verstandes und des Erinnerungsvermögens, sondern auch zu einer friedvollen und gelassenen Lebensauffassung, da sie einen davon abhält, sich unnütze Sorgen über Nebensächlichkeiten zu machen.

Die geistige Entwicklung beeinflußt auch die Emotionen, und die bewußte Beherrschung des Verstandes und seiner Gedanken wird zu einem Gefühl der Ruhe führen, zum Wohl Ihrer geistigen und körperlichen Gesundheit und sogar zum Wohl Ihres Unterbewußtseins, das dadurch entspannter werden kann. Das wiederum bewirkt, daß Sie weniger träumen und tiefer schlafen. Die Konzentration auf Ihre geistigen Fähigkeiten gibt Ihnen außer einer Verstärkung der inneren Kraft auch inneren Frieden, was Sie vielleicht für sehr ungewöhnlich halten. Hinzu kommt, daß Ihr Gedächtnis immer besser wird. Das ist ganz natürlich; da sich das Gedächtnis auf die Erfahrung in der Zeit gründet und Ihre Erfahrung mit zunehmendem Alter größer wird, sollte sich auch Ihr Gedächtnis mit den Jahren verbessern.

Verdauungstrakt

Bevor Sie mit den K'ai Men-Übungen beginnen, sollten Sie Darm und Blase entleeren, denn die innere Reinheit ist absolut notwendig für einen guten Gesundheitszustand. Wenn Sie die Abfallprodukte im Verdauungssystem zurückhalten, könnten Sie sich bei einigen Übungen eingeschränkt fühlen, was wiederum zu einer gewissen Anspannung führen kann. Bleiben die Abfallprodukte über einen längeren Zeitraum im Körper, so vermindern sie die Reinheit des Blutes, verursachen Kopfschmerzen und Trägheit. Gehen Sie regelmäßig auf die Toilette und versuchen Sie, es sich zur Gewohnheit zu machen, dies jeden Morgen als erstes zu tun. So werden die Giftstoffe beseitigt, die sich während des Schlafes im Körper angesammelt haben.

Menstruation

Sie sollten während der Menstruation keine Übungen ausführen, bei denen die Beine hochgestreckt werden oder der Körper nach unten gebeugt wird. Vielmehr sind solche Übungen am besten, bei denen der Körper aufrecht gehalten wird.

Wechseljahre

Für die meisten Frauen bedeuten die Wechseljahre eine schwierige Zeit, die gekennzeichnet ist durch Nervosität und depressive Phasen. Die Ch'ang Ming-Ernährung und ein hingebungsvolles Üben des K'ai Men sind hier sehr empfehlenswert, da sie den Körper gesund und den Geist ruhig und entspannt halten und dadurch der Wechsel kaum wahrnehmbar wird und leichter akzeptiert werden kann.

Für Anfänger

K'ai Men kann von jedem geübt werden, der die wenige Mühe des Übens auf sich nehmen will. Sind Sie ein Anfänger und haben niemals zuvor Körperübungen gemacht, so empfehlen wir Ihnen, während des ersten Trainingsmonats nur die Grundübungen auszuführen, diese aber regelmäßig jeden Tag. Ihr Körper wird dadurch weich und entspannt, und Sie können zu den Erweiterungsübungen fortschreiten.

Glück

Wenn Sie dem Tao folgen, sind Sie stets frei von Zorn, Haß, Furcht und Sorgen, und falls Sie sich bewußt ernähren (Ch'ang Ming), werden Krankheit und Leiden für Sie nicht existieren. Sie werden immer glücklich und heiter sein, und Ihr Auftreten, Ihr Verhalten sowie Ihre Lebensart werden die Freude, die Heiterkeit und die entspannte Atmosphäre, die Sie stets umgeben, ausstrahlen. Das wirkt anziehend, und andere werden Sie nach Ihrem Geheimnis fragen. Wenn Sie Ihnen sagen, daß es kein Geheimnis ist, sondern der natürliche Weg des Lebens, und daß Sie jetzt den Ihnen vorbestimmten Weg erkannt haben, werden die Menschen entweder versuchen, Ihr Wissen zu teilen oder heimlich hinter Ihrem Rücken lachen. Wenn sie lachen wollen, dann lassen Sie sie lachen. Diese Menschen sind die Verlierer. Sie jedoch haben die Einsicht in das Leben, die Natur und das Universum erlangt, was die Mißgunst der anderen hervorruft. Versuchen Sie dennoch, Ihre Einsichten weiterzugeben, damit alle durch die wundervolle Tätigkeit des Höchsten Geistes Gewinn haben.

Wir leben in dieser Welt nicht allein, versuchen wir daher, anderen Menschen auf dem Weg zu helfen.

7. Haltungen

Die Körperübungen chinesischen, indischen und westlichen Stils unterscheiden sich gewaltig voneinander. Westlich geprägte Körperübungen konzentrieren sich hauptsächlich auf die Entwicklung der Muskelkraft, im allgemeinen mit Hilfe von Trainingsgeräten, und daher sind diese Übungen oft hart und aggressiv. Im Vergleich dazu ist der indische Stil leichter auszuüben, jedoch zielt auch er darauf ab, starke Muskeln auszubilden. Er ist aber weniger angestrengt und ist auch bestrebt, Geschmeidigkeit und Gewandtheit zu entwickeln. Der chinesische Stil konzentriert sich hauptsächlich auf die Entwicklung von Flexibilität, Anpassungsfähigkeit und Geschmeidigkeit des ganzen Körpers. Das geschieht durch eine Art innerer Massage, bekannt als »Bewegung mit Stille« (Yun Tung Pu Yun Tung) oder genauer übersetzt als »Bewegung ohne Bewegung«. Der dynamische Effekt dieser Übungsweise wird von allen, die sie praktizieren, bestätigt.

Vor Tausenden von Jahren existierten zuerst acht Grundhaltungen oder Stellungen (Tzu Shih), die so lange unverändert blieben, bis Bodhidharma aus Indien nach China kam und dem Shaolin-Tempel beitrat. Er erhöhte die Anzahl der Stellungen auf achtzehn, die, auch gemessen an der heutigen Norm, sehr hart und anstrengend waren. Die ganzen Stellungen mußten über eine lange Zeit eingehalten werden, was dazu führen sollte, den Verstand stark und hingebungsvoll zu machen, sowie durch Disziplin und Beherrschung der Gefühle die körperlichen Schmerzen und das Unbehagen zu überwinden. Die meisten der chinesischen Mönche, die unter Anleitung von Bodhidharma studierten und übten, fanden die neue Disziplin viel zu hart und starr. Auch stand sie körperlich, seelisch und geistig im Widerspruch zu dem alten chinesischen Gedankengut zur inneren Entwicklung (Nei Kung), auf dem ihr Training ursprünglich basierte. Deshalb folgten viele diesem neuen Weg nicht, während andere sich jahrelang an die unerbitterliche Disziplin hielten.

Seit jenen alten Zeiten hat sich K'ai Men sehr stark weiterentwickelt. Das geistige Training wurde im Laufe der Zeit weicher und sanfter. Die Anzahl der Grundhaltungen erhöhte sich auf 42. Es ist unmöglich, sie alle in diesem Buch aufzunehmen, da für diese Haltungen mehr als

400 Übungen erforderlich sind. Zu diesen Grundhaltungen und Übungen gibt es noch weitergehende Haltungen und die damit verbundenen Übungen, für Lehrer und fortgeschrittene Schüler.
Es ist ratsam, daß zuerst jeder, unabhängig von seinem Alter, lernt, sich von einer Haltung in die andere zu bewegen, da dies den Körper lockert, entspannt und aufwärmt, bevor das eigentliche Training beginnt. Es unterstützt auch die geistige Konzentration, was den ersten Schritt zu einer völligen Selbstbeherrschung bedeutet.

Doppelte Pflug-Stellung
(Shuang Chang Li Shih)
Setzen Sie sich auf den Boden, wobei die Beine ausgestreckt vor dem Körper sind. Die Hände ruhen ein wenig hinter den Hüften auf dem Boden.

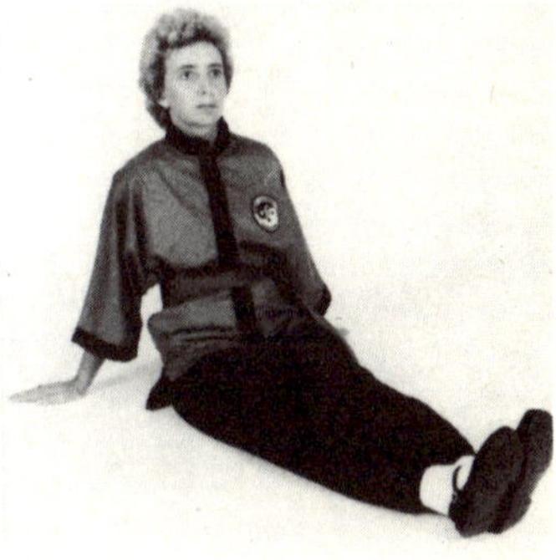

Einfache Pflug-Stellung (Tan Chang Li Shih)
Führen Sie aus der doppelten Pflug-Stellung ein Bein über das andere oder seitlich neben das andere Bein. Ein Bein bleibt stets ausgestreckt auf dem Boden.

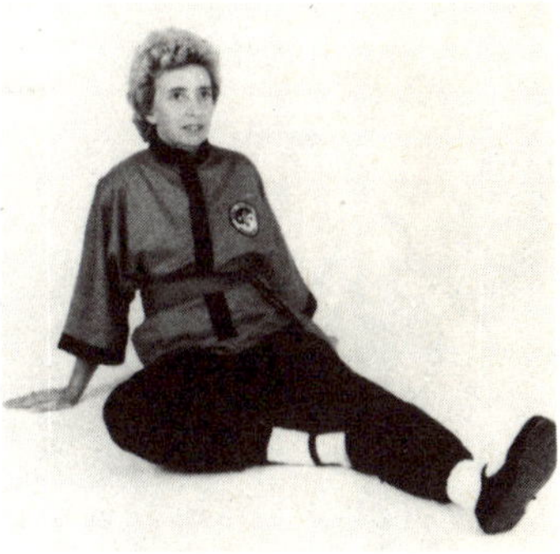

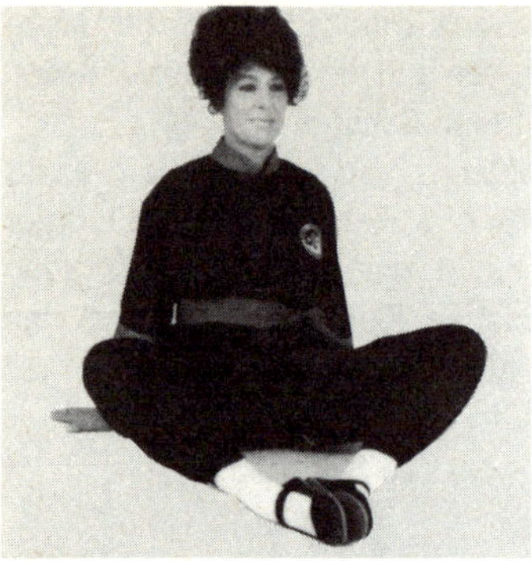

Lotusblatt-Stellung (Ho Hua Yeh Shih)
Aus der doppelten Pflug-Stellung, beugen Sie die Knie und ziehen Sie die Füße zum Körper. Lassen Sie dann die Knie nach außen sinken, führen Sie die Fußsohlen zusammen.

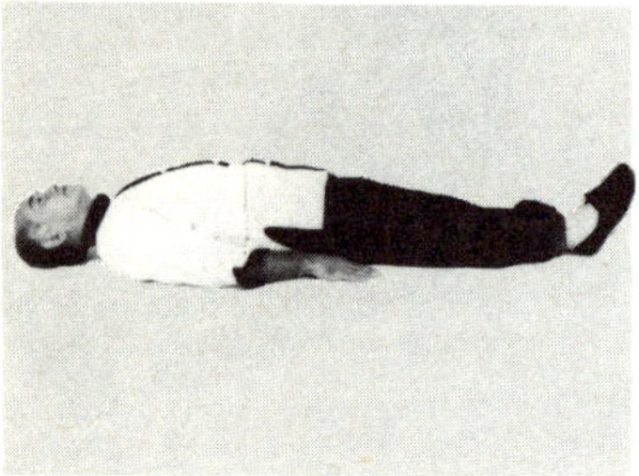

Betrunkenen-Stellung (Tsui Han Shih)
Bringen Sie aus der doppelten Pflug-Stellung die Hände seitwärts auf den Boden und legen Sie sich auf den Rücken.

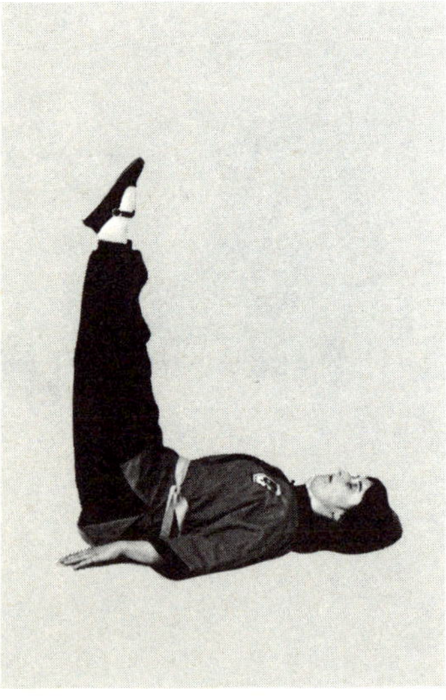

Weidenbaum-Stellung (Liu Shu Shih)
Aus der Betrunkenen-Stellung, heben Sie die Beine an, bis sie in einer senkrechten Position sind. (Eine Variation für Fortgeschrittene besteht darin, den Körper und die Beine anzuheben, wobei die Hände und Arme den Körper stützen).

Fisch-Stellung (Yu Shih)
Drehen Sie sich aus der Betrunkenen-Stellung auf die rechte Seite, stützen Sie den Kopf mit der rechten Hand und dem rechten Arm. Drehen Sie sich dann zu linken Seite, stützen Sie den Kopf nun mit der linken Hand und dem linken Arm.

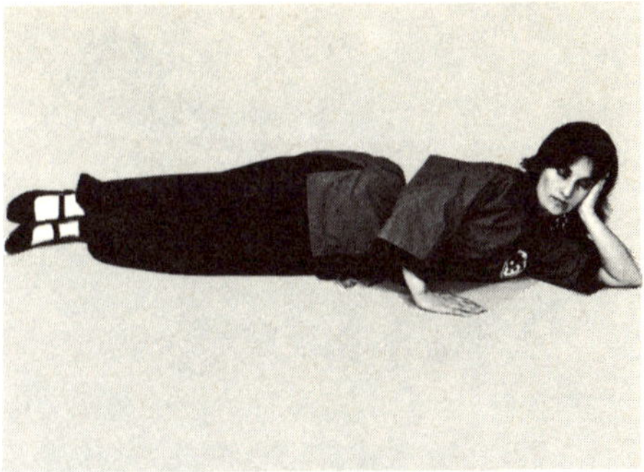

Kobra-Stellung (Yenching Shih)
Drehen Sie sich aus der Betrunkenen-Stellung auf den Bauch. Legen Sie die Unterarme dicht am Körper auf den Boden, wobei die Hände vor den Schultern sind.

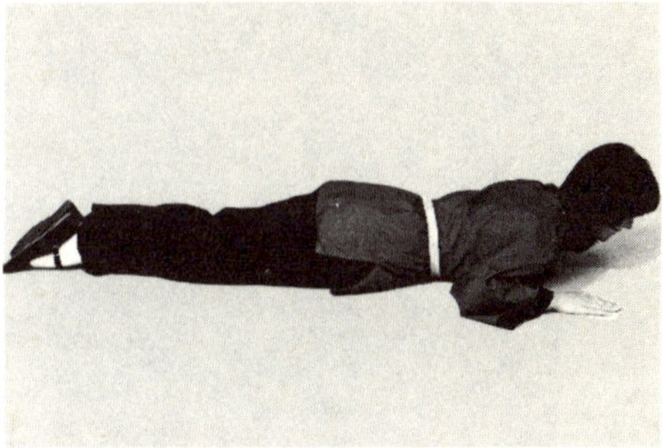

Gottesanbeterin-Stellung (Tao Lang Shih)
Drücken Sie sich aus der Kobra-Stellung hoch, so daß Sie auf den Fersen sitzen, und legen Sie die Hände auf die Oberschenkel.

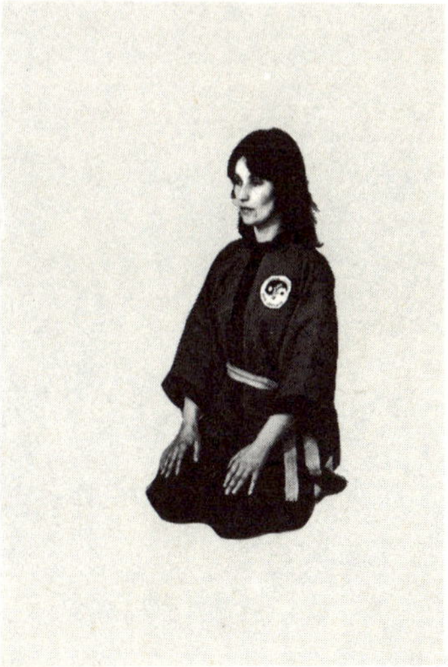

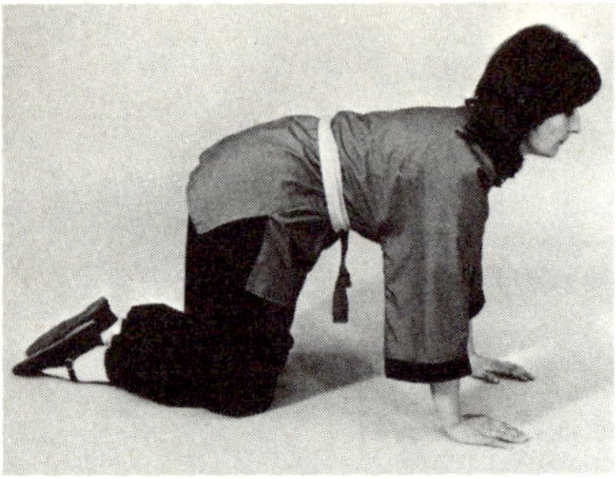

Schildkröte-Stellung (Pie Shih)
Führen Sie aus der Gottesanbeterin-Stellung die Hände etwa vierzig Zentimeter vor den Knien auf den Boden, verteilen Sie das Gewicht gleichmäßig auf die Hände und Knie.

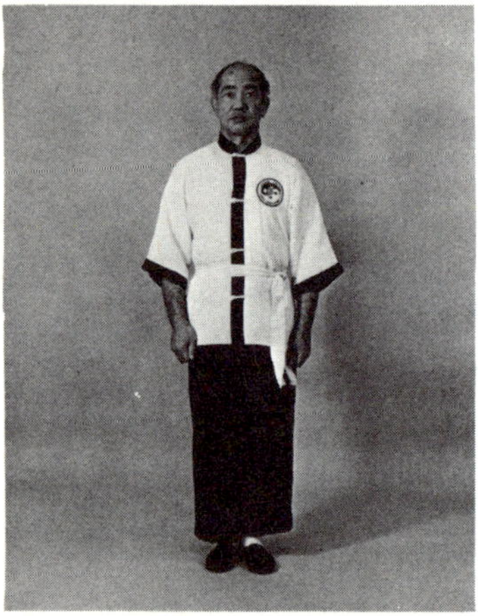

Adler-Stellung (Tiao Shih)
Drücken Sie sich aus der Schildkröte-Stellung hoch, bis Sie auf den Füßen stehen, und bringen Sie diese zusammen. Lassen Sie die Hände entspannt an den Hüften herabhängen, schauen Sie nach vorne.

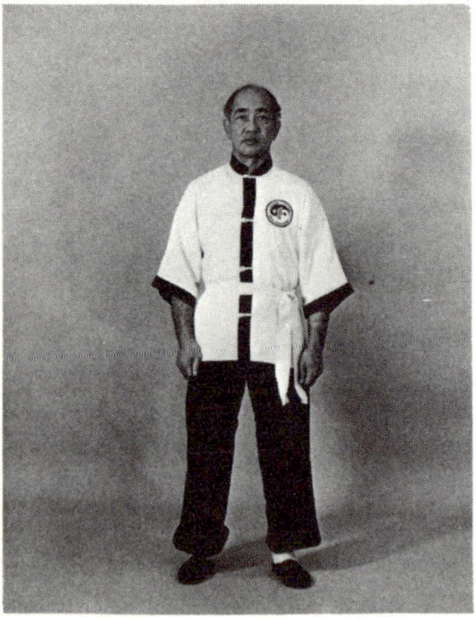

Bär-Stellung (Hsiung Shih)
Machen Sie aus der Adler-Stellung mit dem linken Fuß einen Schritt zur Seite, so daß die Füße schulterbreit auseinander sind. Gehen Sie dann in die Adler-Stellung zurück, und wiederholen Sie die Bär-Stellung mit dem rechten Bein.

Bein-Dreieck-Stellung (T'ui Sanchiao Shih)
Beugen Sie sich aus der Bärstellung nach vorne. Legen Sie die linke Hand oder die Fingerspitzen der linken Hand vor dem rechten Fuß auf den Boden. Führen Sie anschließend dieselbe Übung mit der anderen Hand durch.

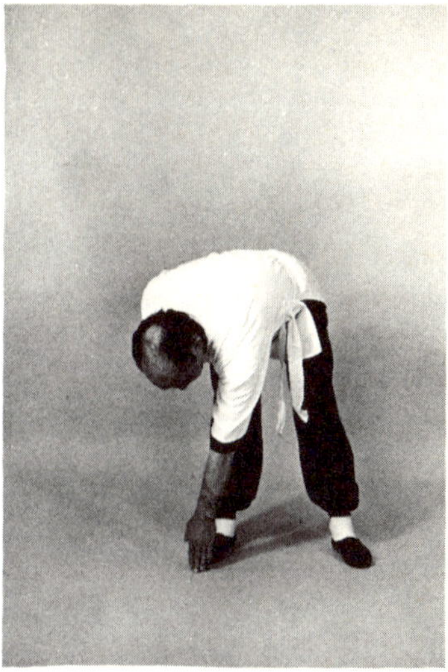

Drache-Stellung (Lung Shih)
Aus der Adler- oder Bär-Stellung machen Sie mit dem rechten Bein einen Schritt nach vorne, so daß sich der rechte Fuß eineinhalb Schritte vor dem linken befindet. Verlagern Sie das meiste Gewicht auf das rechte Bein. Gehen Sie anschließend in die Ausgangsstellung zurück, und wiederholen Sie die Übung mit dem linken Bein.

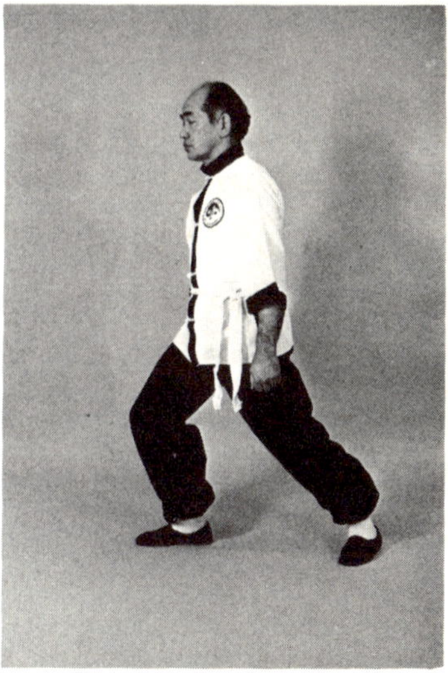

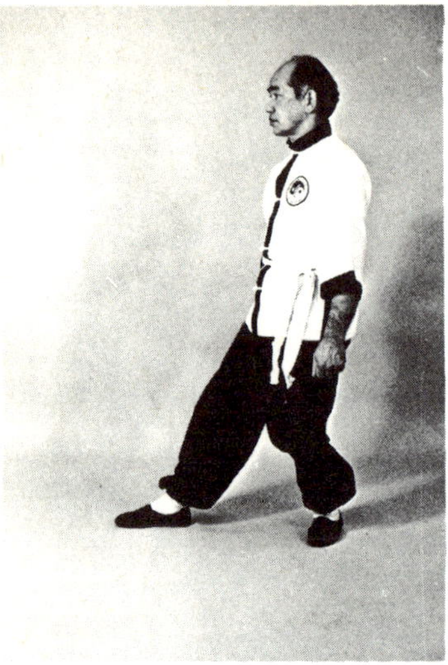

Ente-Stellung (Ya Shih)
Verlagern Sie aus der Drache-Stellung das Gewicht auf das hintere Bein. Lassen Sie den vorderen Fuß ein wenig zurückgleiten, bis die Füße etwa 30 Zentimeter auseinander sind.

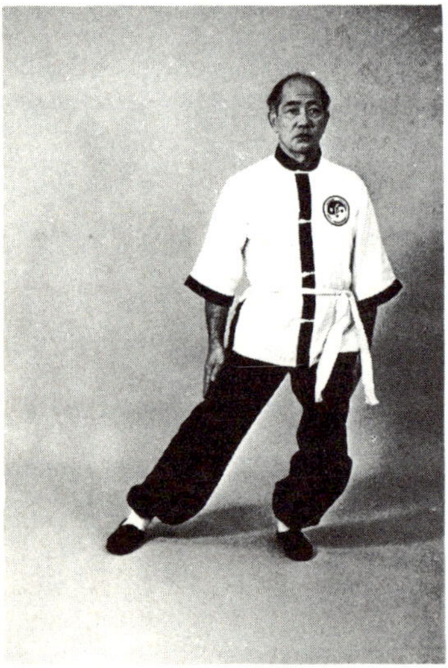

Leopard-Stellung (Pao Shih)
Verlagern Sie aus der Bär-Stellung das Gewicht auf das linke Bein, lehnen Sie sich leicht nach rechts. Anschließend verlagern Sie das Gewicht auf das rechte Bein und lehnen sich leicht nach links.

Reitendes-Pferd-Stellung (Ch'i Ma Shih)
Machen Sie aus der Bär-Stellung einen Schritt zur Seite, so daß die Füße mehr als Schulterbreite auseinander sind. Beugen Sie beide Knie und verteilen Sie das Gewicht gleichmäßig.

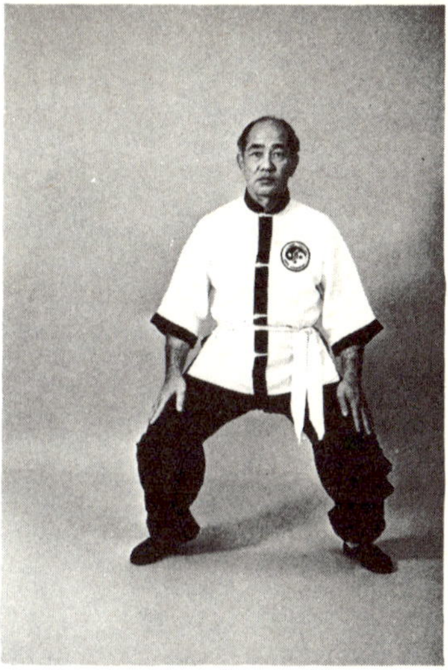

Huhn-Stellung (Hsiao Chi Shih)
Drehen Sie sich aus der Reitendes-Pferd-Stellung nach links, verlagern Sie das meiste Gewicht auf das linke Bein. Beugen Sie das rechte Bein, bis sich das Knie etwa drei Zentimeter über dem Boden befindet.

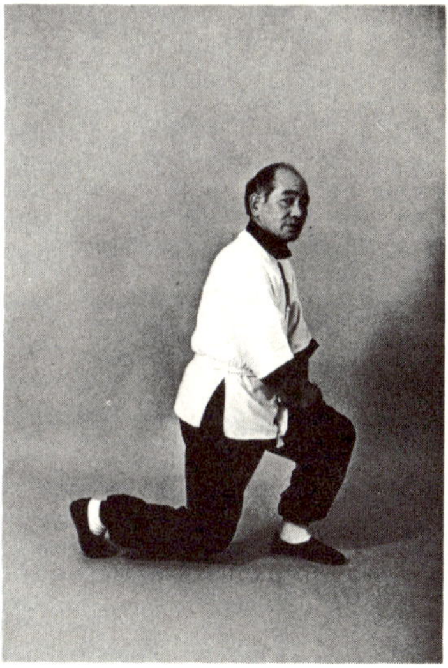

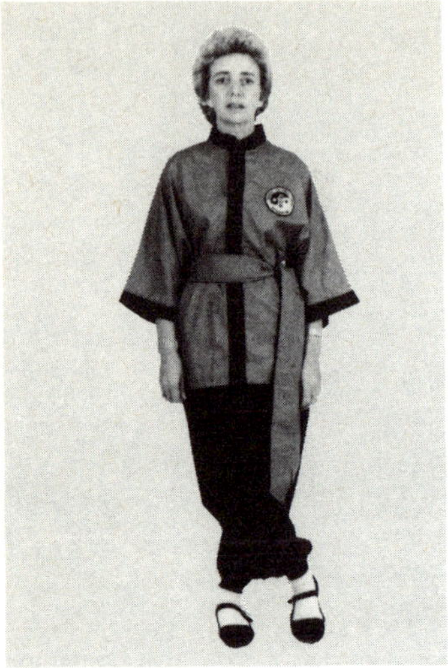

Gekreuztes-Bein-Stellung (Ch'iao-Cho T'su Shih)
Aus der Bär- oder Adler-Stellung verlagern Sie das Gewicht auf ein Bein und führen das andere über Kreuz vor und neben das Standbein, bis die Zehen den Boden leicht berühren.

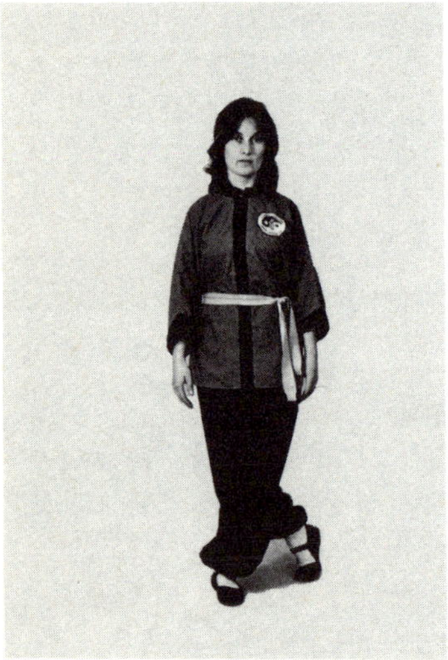

Schere-Stellung (Chien Tao Shih)
Hierbei handelt es sich um die Umkehrung der Gekreuztes-Bein-Stellung. Verlagern Sie das Gewicht auf ein Bein, führen Sie das andere Bein hinten um das Standbein herum, bis die Zehen den Boden berühren.

8. Bewegung mit Stille

Hier nun einige Hinweise und Richtlinien für alle, die den Übungen, wie sie in diesem Kapitel beschrieben sind, folgen wollen.

1. Alle Übungen sind in zwei Abschnitte gegliedert: die Grundübung und die Erweiterung. Versuchen Sie niemals die Erweiterung, bevor Sie nicht die Grundübung ausgeführt haben.
2. Führen Sie im ersten Jahr die Grundübung zweimal aus, bevor Sie zu der Erweiterung gehen; üben Sie dann die Erweiterung ebenfalls zweimal.
3. Alle Übungen sollten von Anfang bis Ende langsam und gleichmäßig gemacht werden.
4. Führen Sie alle Bewegungen weich und sanft aus, ohne hastigen Beginn und abrupte Änderungen.
5. Der Körper geht durch Yin- und Yang-Phasen, und das betrifft auch Ihr Üben. Vergleichen Sie daher Ihr heutiges Üben nicht mit dem von gestern.
6. Üben Sie soviel, wie Sie momentan können, aber versuchen Sie niemals mehr, auch wenn Sie meinen, in der Vergangenheit besser gewesen zu sein.
7. Halten Sie während der Erweiterung die Bewegung niemals an, sobald Sie Ihren maximalen Punkt erreicht haben, geben Sie sofort wieder nach.
8. Konzentrieren Sie sich auf das Wechselspiel der Muskeln, und versuchen Sie zu fühlen, was dabei in Ihnen vorgeht.
9. Erleben Sie den Fluß der Lebenskraft, der Sie durchströmt, wenn Sie die K'ai-Men-Übungen ausführen.

Übung 1: Einfache Pflug-Stellung (Tan Chang Li Shih)

Ausgangsstellung
Setzen Sie sich auf den Boden, die Beine sind gestreckt vor dem Körper. Die Hände ruhen ein wenig hinter den Hüften auf dem Boden und stützen das Gewicht. Entspannen Sie sich völlig.

Grundübung

1. *Einatmen* – führen Sie dabei das linke Bein über das rechte und beugen Sie das linke Knie, so daß das linke Fußgelenk nun ein wenig über dem rechten Knie ruht.
2. *Ausatmen* – ergreifen Sie dabei das linke Fußgelenk mit der linken Hand und den linken Fuß mit der rechten Hand.
3. *Einatmen* – bewegen Sie dabei den linken Fuß langsam in einem Halbkreis nach vorne und nach unten, indem Sie die rechte Hand einsetzen, um die Bewegung auszuführen.
4. *Ausatmen* – vervollständigen Sie dabei den Kreis des linken Fußes mit der Unterstützung der rechten Hand.

5.–8. Wiederholen Sie die Bewegungen von Nr. 3 und Nr. 4. zweimal, während Sie mit jedem Halbkreis des linken Fußes ein- und ausatmen.

9. *Einatmen* – Führen Sie dabei die Hände zurück, bis sie sich ein wenig hinter den Hüften auf dem Boden befinden, entspannen Sie.
10. *Ausatmen* – heben Sie dabei das linke Bein an, strecken und führen Sie es neben dem rechten Bein auf den Boden zurück.

Wiederholen Sie diesen Ablauf, indem Sie jetzt »rechts« anstelle von »links« einsetzen und umgekehrt.
Wiederholen Sie die ganze Grundübung einmal.

Erweiterung

Versuchen Sie, während der Erweiterung normal zu atmen.

1. Wie Grundübung.
2. Wie Grundübung, legen Sie diesmal jedoch den rechten Daumen gegen die Unterseite des großen Zehs, während die übrigen Finger den Fuß an der Außenseite umfassen. Drehen Sie dann den Fuß nach außen, damit die Fußsohle nach oben zeigt, und halten Sie den Fuß in dieser Position, wenn Sie mit der folgenden Bewegung beginnen.
3. Wie Grundübung, und ebenfalls sehr langsam.
4. Wie Grundübung, und ebenfalls sehr langsam.

5.–8. Wiederholen Sie die Bewegungen von Nr. 3 und Nr. 4 zweimal.

9. Wie Grundübung.
10. Wie Grundübung.

Setzen Sie jetzt »rechts« anstelle von »links« und umgekehrt.
Wiederholen Sie die Erweiterung einmal.

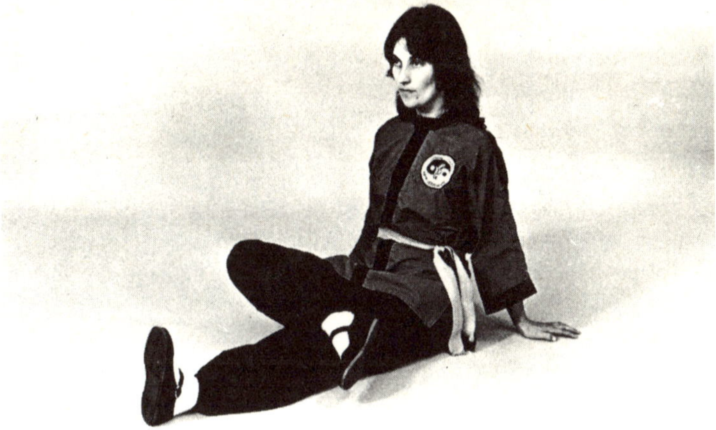

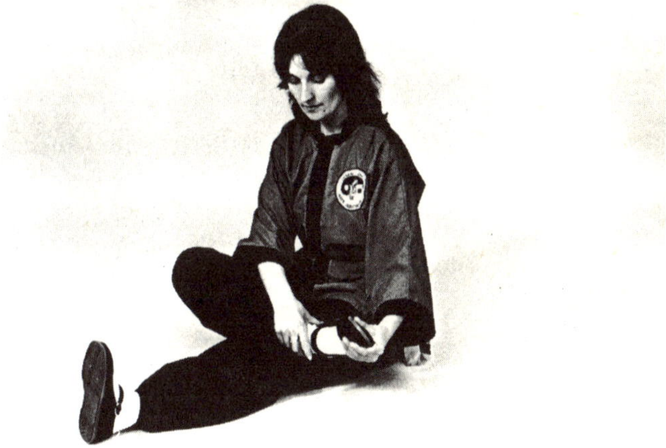

Übung 2: Einfache Pflug-Stellung (Tan Chang Li Shih)

Ausgangsstellung
Wie in Übung 1.

Grundübung

1. *Einatmen* – führen Sie dabei das rechte Bein über das linke und beugen Sie das rechte Knie, so daß das rechte Fußgelenk ein wenig über dem linken Knie ruht.
2. *Ausatmen* – ergreifen Sie dabei den rechten Fuß mit der linken Hand und ziehen Sie ihn zur linken Hüfte.
3. *Einatmen* – lassen Sie dabei den rechten Fuß zum linken Knie zurückgleiten, indem Sie mit der linken Hand sanft gegen den Fuß drücken.
4. *Ausatmen* – heben Sie dabei das rechte Bein an, strecken und führen Sie es neben dem linken Bein auf den Boden.

Setzen Sie nun »links« anstelle von »rechts« ein und umgekehrt.
Wiederholen Sie die Grundübung.

Erweiterung
Versuchen Sie, während der Erweiterung normal zu atmen.

1. Wie Grundübung.
2. Wie Grundübung.
3. Führen Sie die rechte Hand auf das linke Knie, drücken Sie das Knie sanft und langsam zum Boden. Wenn Sie nicht mehr weiter nach unten drücken können, dann geben Sie sofort mit dem Druck nach und lassen das Knie wieder langsam in seine natürliche Position zurückkommen.
4. Führen Sie das rechte Fußgelenk leicht mit der linken Hand zurück bis zum linken Knie.
5. Heben Sie das rechte Bein an, strecken und führen Sie es neben dem linken Bein auf den Boden.

Wiederholen Sie diesen Ablauf, indem Sie »links« anstelle von »rechts« einsetzen und umgekehrt.
Dann wiederholen Sie die ganze Erweiterung.

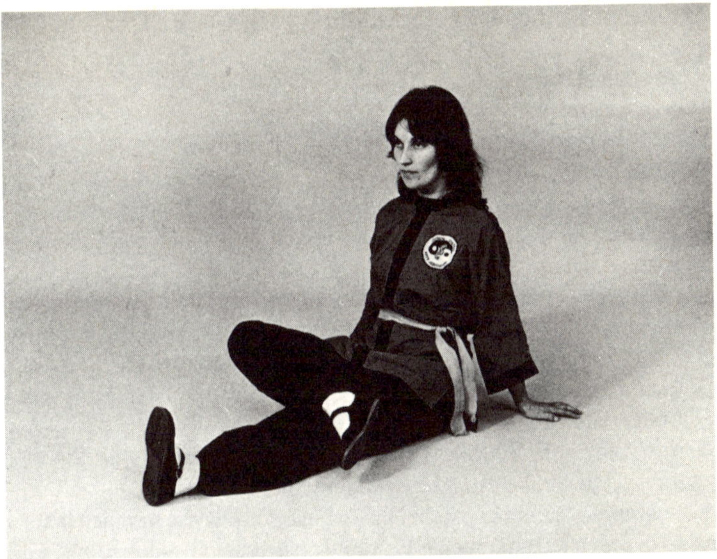

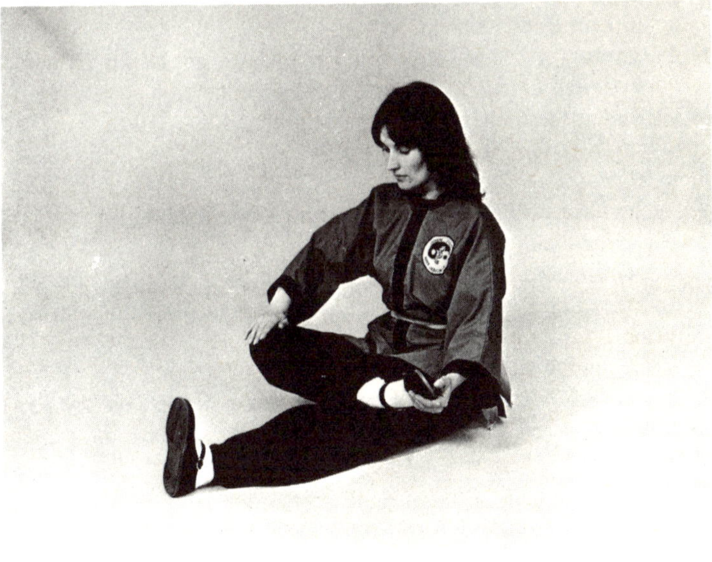

Übung 3: Einfache Pflug-Stellung (Tan Chang Li Shih)

Ausgangsstellung
Wie in Übung 1.

Grundübung
1. *Einatmen* – ziehen Sie dabei den rechten Fuß bis zur Außenseite des rechten Oberschenkels hoch und lassen Sie das rechte Knie zum Boden sinken.
2. *Ausatmen* – heben Sie dabei das rechte Knie und lassen Sie den rechten Fuß in die Ausgangsstellung zurückgleiten.
3. *Einatmen* – ziehen Sie dabei den linken Fuß zur Außenseite des linken Oberschenkels hoch und lassen Sie das linke Knie zum Boden sinken.
4. *Ausatmen* – heben Sie dabei das linke Knie und lassen Sie den linken Fuß in die Ausgangsstellung zurückrutschen.
5. *Einatmen* – ziehen Sie dabei beide Füße so weit wie möglich heran, so daß sich jetzt der rechte Fuß außen am rechten und der linke Fuß außen am linken Oberschenkel befindet. Lassen Sie die Knie nach unten zum Boden sinken.
6. *Ausatmen* – heben Sie dabei die Knie wieder an, lassen Sie beide Füße zurück in die Ausgangsstellung gleiten.

Wiederholen Sie die Grundübung noch einmal.

Erweiterung
Versuchen Sie, während der Erweiterung normal zu atmen.
1. Wie Grundübung.
2. Wie Grundübung, diesmal bleibt jedoch das rechte Knie auf dem Boden, während der rechte Fuß in die Ausgangsstellung zurückrutscht.
3. Wie Grundübung.
4. Wie Grundübung, diesmal bleibt jedoch das linke Knie auf dem Boden, während der linke Fuß in die Ausgangsstellung zurückgleitet.
5. Wie Grundübung.
6. Wie Grundübung, halten Sie diesmal jedoch die Knie so niedrig Sie können, wenn möglich auf den Boden, während die Füße in die Ausgangsstellung zurückrutschen.

Wiederholen Sie die Erweiterung noch einmal.

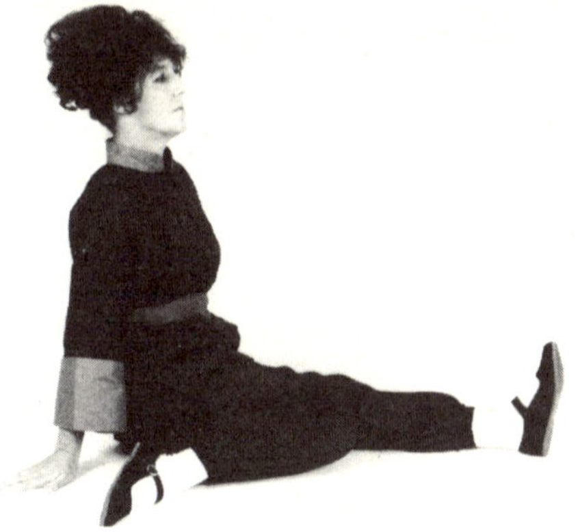

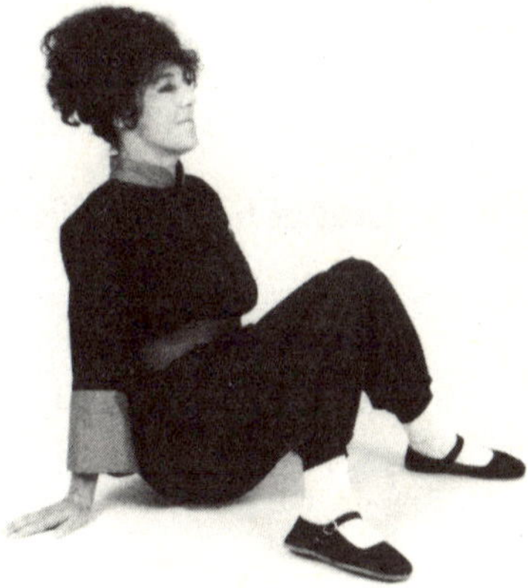

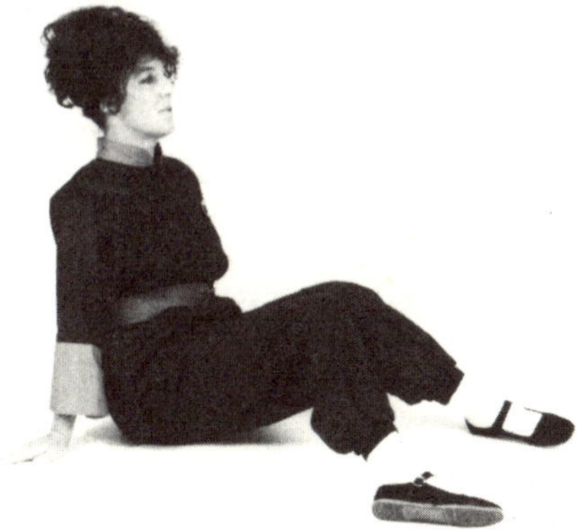

Übung 4: Einfache Pflug-Stellung (Tan Chang Li Shih)

Ausgangsstellung
Wie in Übung 1.

Grundübung

1. *Einatmen* – ziehen Sie dabei den rechten Fuß zurück, bis er sich mindestens auf gleicher Höhe mit der rechten Hüfte befindet (wenn es weiter geht, ist es noch besser).
2. *Ausatmen* – führen Sie dabei die Handfläche der rechten Hand gegen die rechte Fußsohle.
3. *Einatmen* – lösen Sie dabei die rechte Hand von der rechten Fußsohle und legen Sie die Hand auf das linke Fußgelenk.
4. *Ausatmen* – führen Sie dabei die rechte Hand und das rechte Bein zurück in die Ausgangsstellung.
5. *Einatmen* – ziehen Sie dabei den linken Fuß zurück, bis er sich auf gleicher Höhe mit der linken Hüfte befindet, oder, falls Sie können, noch weiter.
6. *Ausatmen* – führen Sie dabei die Handfläche der linken Hand gegen die linke Fußsohle.
7. *Einatmen* – führen Sie dabei die linke Hand auf das rechte Fußgelenk.
8. *Ausatmen* – führen Sie dabei linke Hand und linkes Bein zurück in die Ausgangsstellung.

Wiederholen Sie die Grundübung noch einmal.

Erweiterung
Versuchen Sie, während der Erweiterung normal zu atmen.

1. Wie Grundübung.
2. Wie Grundübung, aber sobald sich die rechte Hand an der rechten Fußsohle befindet, drehen Sie sich langsam nach rechts, so daß Sie über die rechte Schulter sehen können.
3. Lösen Sie die rechte Handfläche vom rechten Fuß und führen Sie beide Hände zum linken Fußgelenk, umfassen Sie es, legen Sie den Kopf auf das linke Knie.
4. Gehen Sie mit beiden Händen und dem rechten Bein zurück in die Ausgangsstellung.
5. Wie Grundübung.
6. Wie Grundübung, aber sobald sich die linke Hand an der linken

Fußsohle befindet, drehen Sie sich langsam nach links und schauen über die linke Schulter.

7. Nehmen Sie die linke Hand vom linken Fuß und führen Sie beide Hände nach unten, so daß Sie das rechte Fußgelenk umfassen können. Lassen Sie dann den Kopf nach unten zum rechten Knie sinken.
8. Gehen Sie mit beiden Händen und dem linken Bein zurück in die Ausgangsstellung.

Wiederholen Sie die Erweiterung noch einmal.

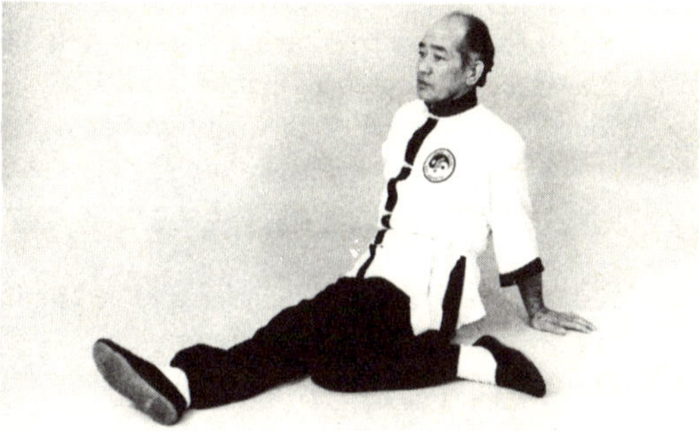

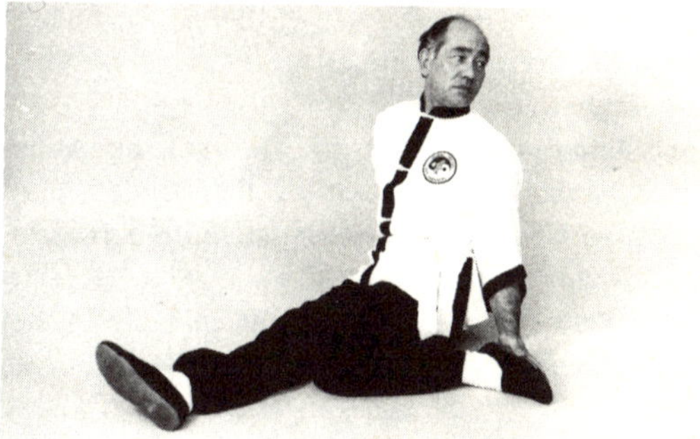

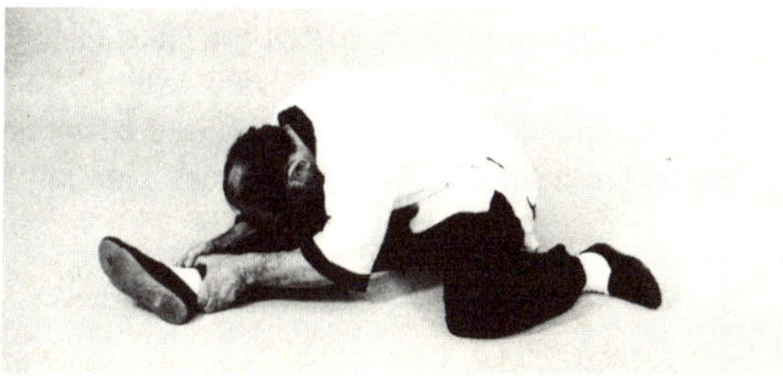

Übung 5: Doppelte Pflug-Stellung (Shuang Chang Li Shih)

Ausgangsstellung
Wie in Übung 1.

Grundübung
1. *Einatmen* – ziehen Sie dabei den rechten Fuß nach innen, bis die Fußsohle sich etwa an der Innenseite des linken Knies befindet.
2. *Ausatmen* – führen Sie dabei den rechten Fuß in einem großen Kreis nach außen und nach innen bis zur Ausgangsstellung.
3. *Einatmen* – ziehen Sie dabei den linken Fuß nach innen, bis sich die Fußsohle etwa an der Innenseite des rechten Knies befindet.
4. *Ausatmen* – führen Sie dabei den linken Fuß in einem großen Kreis nach außen und nach innen bis zur Ausgangsstellung.
5. *Einatmen* – ziehen Sie dabei beide Füße an, bis sich die Fußsohlen berühren.
6. *Ausatmen* – führen Sie dabei die Füße auseinander und in einem Kreis nach außen und nach innen bis zur Ausgangsstellung.

Wiederholen Sie die Grundübung noch einmal.

Erweiterung
Denken Sie daran, normal zu atmen.
1. Wie Grundübung.
2. Wie Grundübung, aber halten Sie diesmal die Außenseite des rechten Fußes solange Sie können auf dem Boden, möglichst, bis sich der Fuß wieder in der Ausgangsstellung befindet.
3. Wie Grundübung.
4. Wie Grundübung, aber halten Sie diesmal die Außenseite des linken Fußes solange sie können auf dem Boden, möglichst, bis sich der Fuß wieder in der Ausgangsstellung befindet.
5. Wie Grundübung.
6. Wie Grundübung, aber halten Sie diesmal die Außenseite beider Füße solange Sie können auf dem Boden, möglichst bis sich die Füße wieder in der Ausgangsstellung befinden.

Wiederholen Sie die Erweiterung noch einmal.

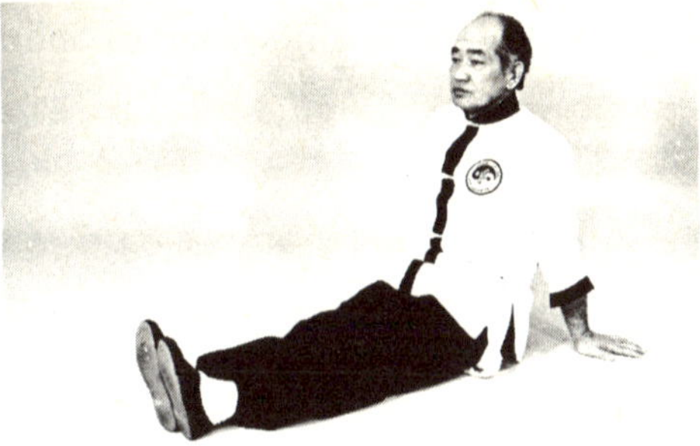

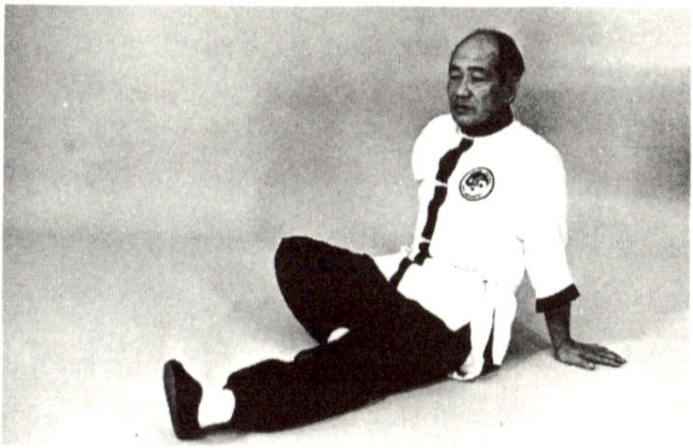

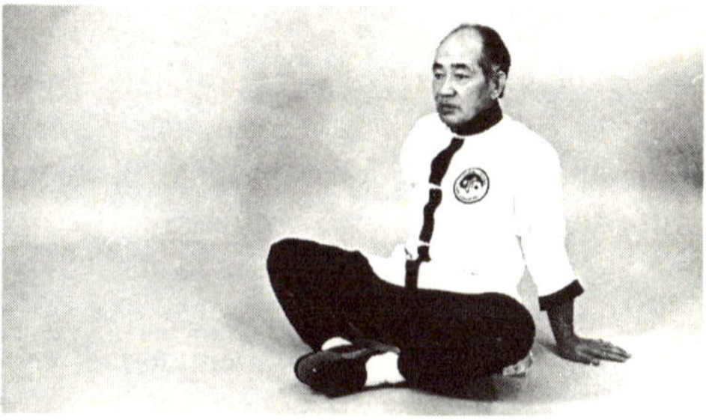

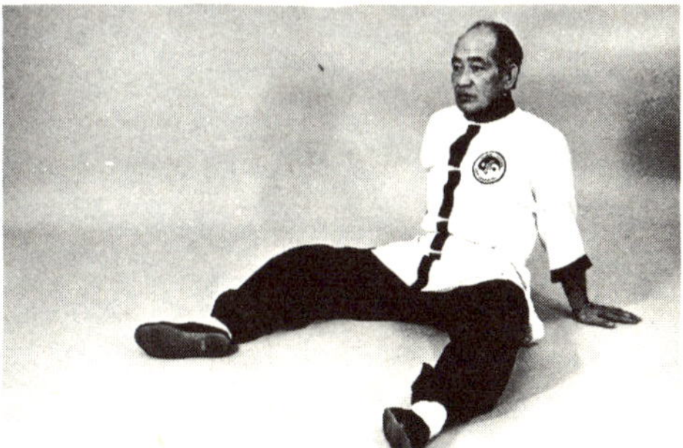

Übung 6: Doppelte Pflug-Stellung (Shuang Chang Li Shih)

Ausgangsstellung
Wie in Übung 1.

Grundübung
1. *Einatmen* – beugen Sie sich dabei leicht nach vorne und legen Sie die Hände an die Waden.
2. *Ausatmen* – richten Sie sich dabei wieder auf und legen Sie die Hände hinter den Hüften auf den Boden.
3. *Einatmen* – beugen Sie dabei ein wenig die Ellbogen und lehnen Sie sich etwas zurück.
4. *Ausatmen* – richten Sie sich dabei wieder auf, bis Sie sich wieder in der Ausgangsstellung befinden, entspannen Sie sich.

Wiederholen Sie die Grundübung noch einmal.

Erweiterung
Denken Sie daran, während der Erweiterung normal zu atmen.
1. Beugen Sie sich weit nach vorne, während Sie die Waden umfassen. Beugen Sie die Ellbogen soweit wie möglich, während Sie versuchen, die Knie mit dem Kopf zu berühren.
2. Wie Grundübung.
3. Lehnen Sie sich so weit wie möglich zurück, indem Sie die Ellbogen so weit wie möglich beugen. Bewegen Sie gleichzeitig den Kopf so weit es geht nach hinten.
4. Richten Sie sich wieder auf, bis Sie in der Ausgangsstellung sind, und entspannen Sie sich.

Wiederholen Sie die Erweiterung noch einmal.

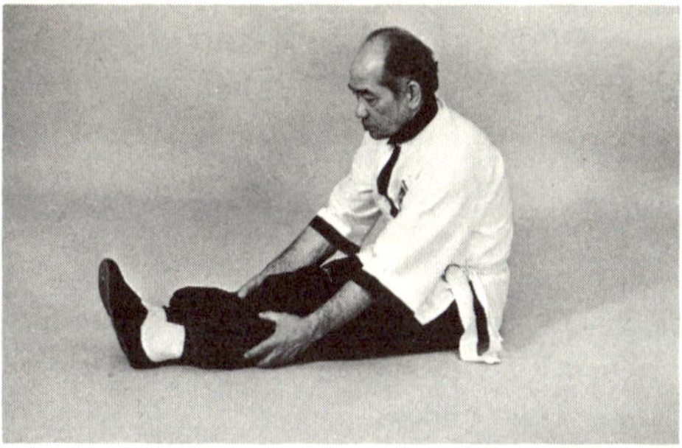

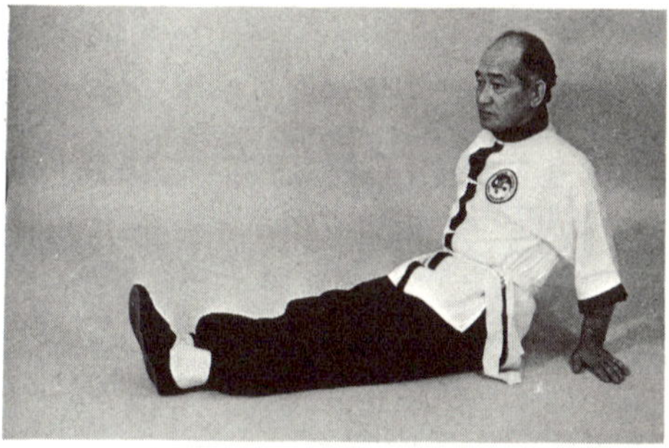

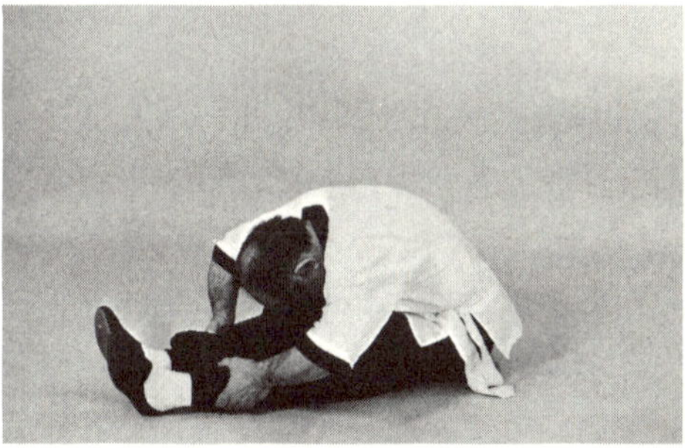

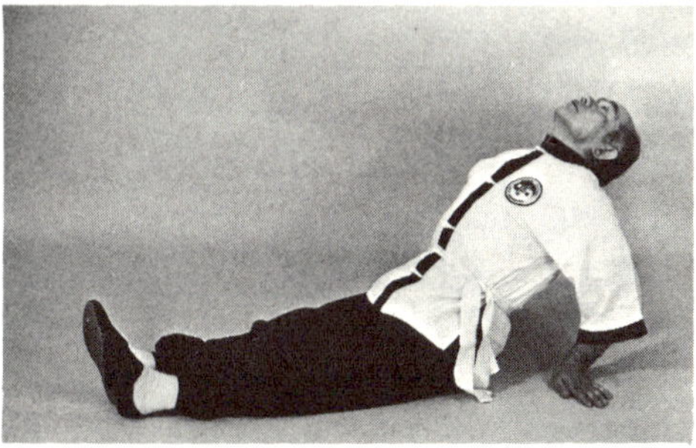

Übung 7: Doppelte Pflug-Stellung (Shuang Chang Li Shih)

Ausgangsstellung
Wie in Übung 1.

Grundübung

1. *Einatmen* – lehnen Sie sich dabei zurück, so daß Ihr Gewicht völlig auf den Händen ruht. Heben Sie gleichzeitig den Körper an, bis Kopf und Füße eine gerade Linie bilden.
2. *Ausatmen* – lassen Sie dabei den Körper zurück in die Ausgangsstellung sinken.
3. *Einatmen* – beugen Sie sich dabei nach vorne, bis Sie mit den Fingerspitzen die Zehen berühren können.
4. *Ausatmen* – kehren Sie dabei in die Ausgangsstellung zurück.

Wiederholen Sie die Grundübung noch einmal.

Erweiterung
Versuchen Sie, während der Erweiterung normal zu atmen.

1. Wie Grundübung, aber diesmal drücken Sie noch die Hüfte nach oben und führen gleichzeitig den Kopf so weit wie möglich nach hinten.
2. Wie Grundübung.
3. Wie Grundübung, nur führen Sie diesmal die Finger über die Zehen hinaus und lassen gleichzeitig den Kopf so weit wie möglich nach unten sinken.
4. Wie Grundübung.

Wiederholen Sie die Erweiterung noch einmal.

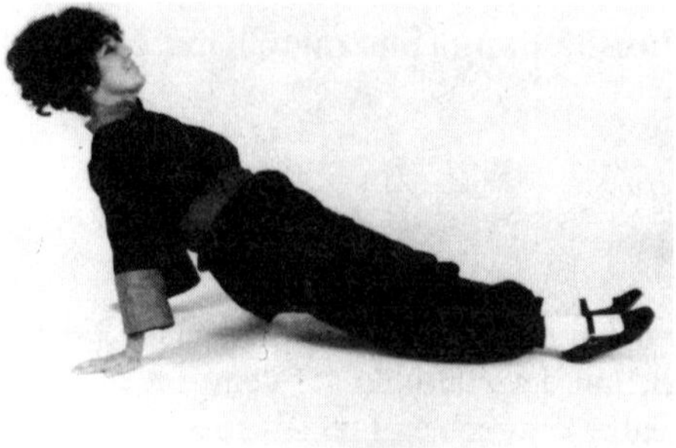

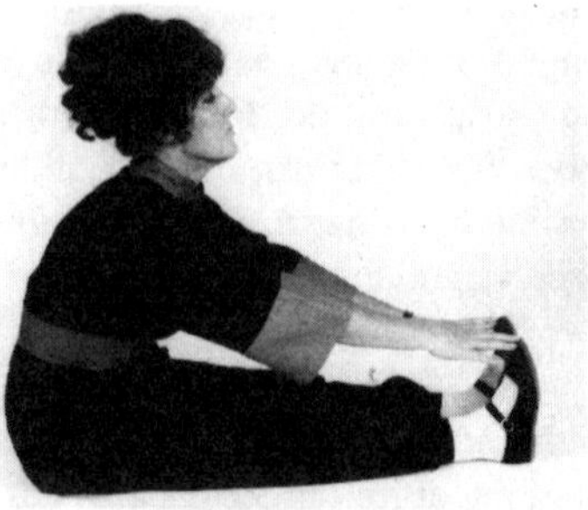

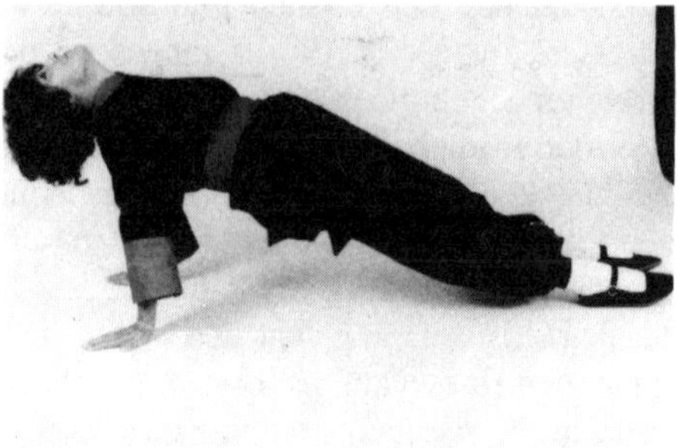

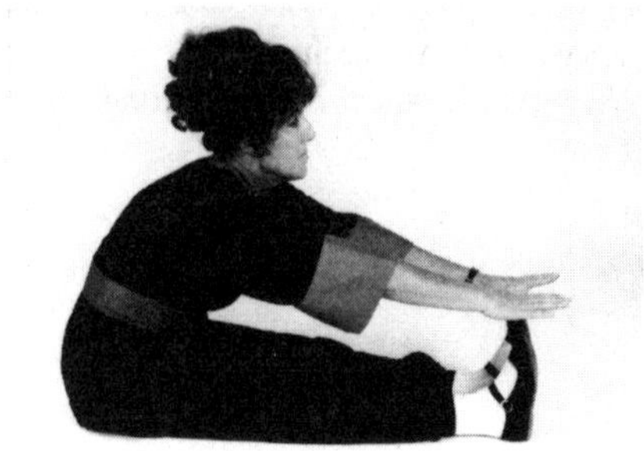

Übung 8: Doppelte Pflug-Stellung (Shuang Chang Li Shih)

Ausgangsstellung
Wie in Übung 1.

Grundübung

1. *Einatmen* – beugen sie dabei das rechte Bein und ziehen Sie den rechten Fuß zum Gesäß, mit der Fußsohle auf dem Boden.
2. *Ausatmen* – heben Sie dabei den rechten Fuß an, strecken Sie das Bein und lassen Sie es in die Ausgangsstellung zurücksinken.
3. *Einatmen* – beugen Sie dabei das linke Bein und ziehen Sie den linken Fuß zum Gesäß, mit der Fußsohle auf dem Boden.
4. *Ausatmen* – heben Sie dabei den linken Fuß an, strecken Sie das Bein und lassen Sie es in die Ausgangsstellung zurücksinken.

Wiederholen Sie die Grundübung noch einmal.

Erweiterung
Versuchen Sie, während der Erweiterung normal zu atmen.

1. Wie Grundübung, nur ergreifen Sie diesmal das Fußgelenk mit den Händen und ziehen den rechten Fuß soweit wie möglich zum Gesäß. Lassen Sie den Kopf zur Innenseite des rechten Knies sinken, beugen Sie ihn so weit wie möglich nach unten.
2. Richten Sie den Körper wieder auf, heben Sie das rechte Bein in die Luft und strecken Sie es, indem Sie das Knie durchdrücken. Umfassen Sie mit den Händen das Fußgelenk und ziehen es zum Kopf, wobei der Kopf aufrecht bleibt.
3. Lösen Sie den Griff am Fußgelenk und führen die Hände wieder ein wenig hinter den Hüften auf den Boden, gleichzeitig lassen Sie das rechte Bein in die Ausgangsstellung zurücksinken.

4.–6. Wie Nr. 1–3 der Erweiterung, nur setzen Sie jetzt »links« anstelle von »rechts« ein.

Wiederholen Sie die Erweiterung noch einmal.

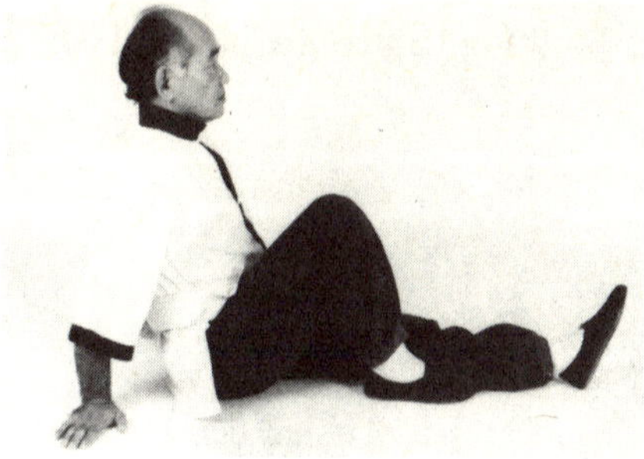

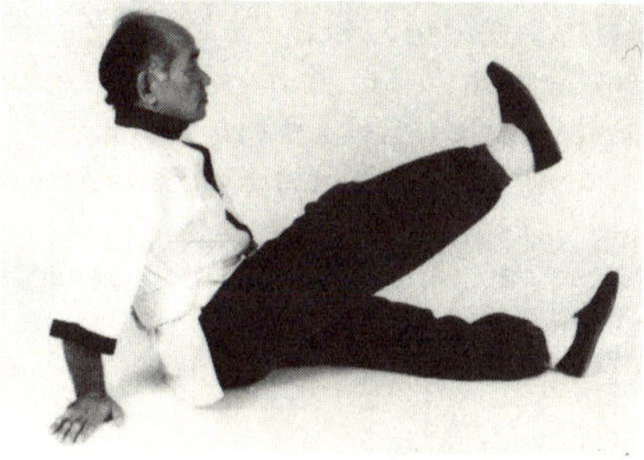

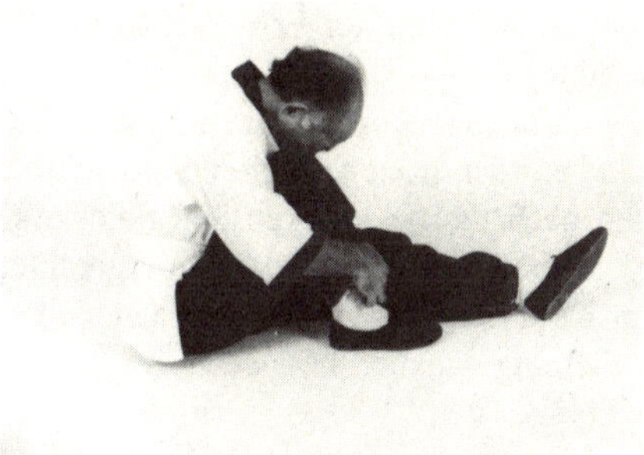

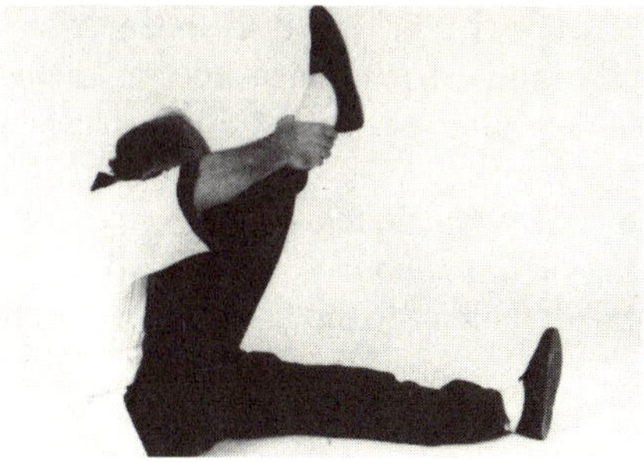

Übung 9: Doppelte Pflug-Stellung (Shuang Chang Li Shih)

Ausgangsstellung
Wie in Übung 1.

Grundübung
1. *Einatmen* – legen Sie dabei die Hände in den Schoß.
2. *Ausatmen* – drehen Sie sich dabei nach rechts und legen Sie die Hände vor der Hüfte und dem Oberschenkel auf den Boden.
3. *Einatmen* – drehen Sie sich dabei wieder zurück zur Vorderseite und legen Sie die Hände in den Schoß.
4. *Ausatmen* – drehen Sie sich dabei nach links und legen Sie die Hände vor Hüfte und Oberschenkel auf den Boden.
5. *Einatmen* – drehen Sie sich dabei wieder zurück und legen Sie die Hände in den Schoß.
6. *Ausatmen* – führen Sie dabei die Hände in die Ausgangsstellung zurück und entspannen Sie sich.

Wiederholen Sie die Grundübung noch einmal.

Erweiterung
Denken Sie daran, während der Erweiterung normal zu atmen.
1. Wie Grundübung.
2. Drehen Sie sich nach rechts und legen Sie die Hände vor Hüfte und Oberschenkel auf den Boden. Drehen Sie sich nun langsam so weit wie möglich nach rechts, drücken Sie gleichzeitig zur Unterstützung der Drehbewegung kräftig mit der rechten Hand auf den Boden. Der Kopf dreht sich ebenfalls nach rechts, so daß Sie über die rechte Schulter schauen können.
3. Wie Grundübung.
4. Drehen Sie sich nach links und legen Sie die Hände vor Hüfte und Oberschenkel auf den Boden. Während Sie mit der linken Hand kräftig auf den Boden drücken, drehen Sie langsam den Körper und den Kopf nach links und versuchen, über die linke Schulter zu schauen.
5. Wie Grundübung.
6. Wie Grundübung.

Wiederholen Sie die Erweiterung auf beiden Körperseiten noch einmal.

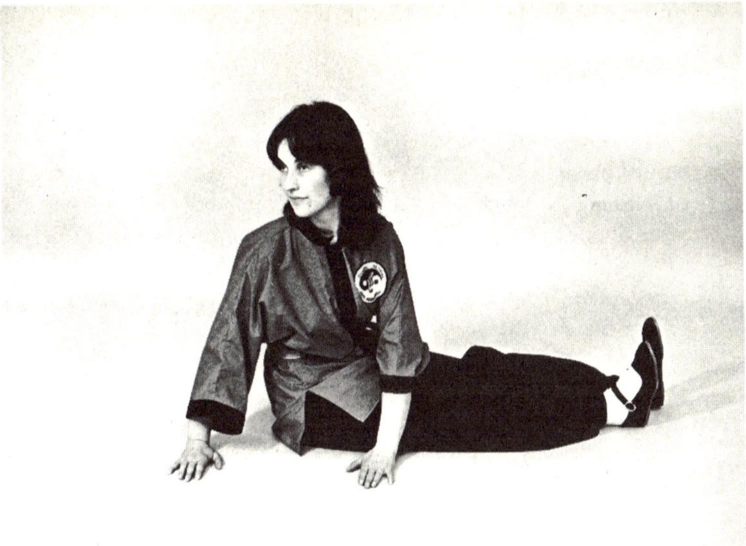

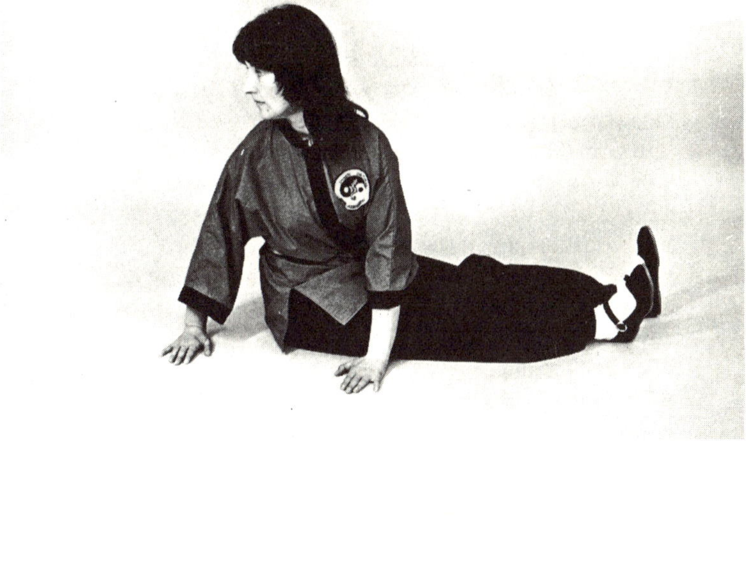

Übung 10: Lotusblatt-Stellung (Ho Hua Yeh Shih)

Ausgangsstellung
Wie in Übung 1.

Grundübung
1. *Einatmen* – beugen Sie dabei die Knie und ergreifen Sie die Fußgelenke. Ziehen Sie die Füße nach innen zum Gesäß, wobei die Fußsohlen zusammen sind.
2. *Ausatmen* – neigen Sie dabei den Körper etwas nach vorne und den Kopf gleichzeitig etwas nach hinten.
3. *Einatmen* – richten Sie dabei den Kopf und den Körper wieder auf.
4. *Ausatmen* – neigen Sie dabei den Körper etwas nach hinten, lassen Sie gleichzeitig den Kopf nach vorne sinken, bis er fast die Brust berührt.
5. *Einatmen* – richten Sie dabei Kopf und Körper wieder auf.
6. *Ausatmen* – strecken Sie dabei die Beine und führen Sie die Hände in die Ausgangsstellung zurück.

Wiederholen Sie die Grundübung noch einmal.

Erweiterung
Denken Sie daran, während der Erweiterung normal zu atmen.
1. Wie Grundübung, nur ziehen Sie diesmal die Füße so weit wie möglich zum Gesäß.
2. Wie Grundübung, nur neigen Sie diesmal den Körper so weit wie möglich nach vorne und den Kopf so weit wie möglich nach hinten.
3. Wie Grundübung.
4. Wie Grundübung, nur neigen Sie diesmal den Körper so weit wie möglich nach hinten und den Kopf so weit es geht nach vorne gegen die Brust.
5. Wie Grundübung.
6. Wie Grundübung.

Wiederholen Sie die Erweiterung noch einmal.

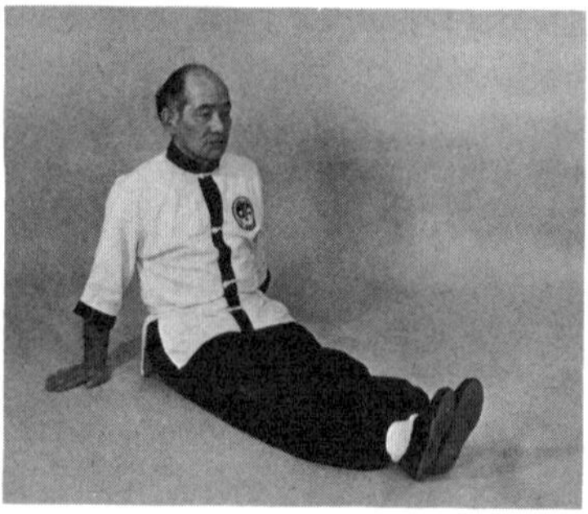
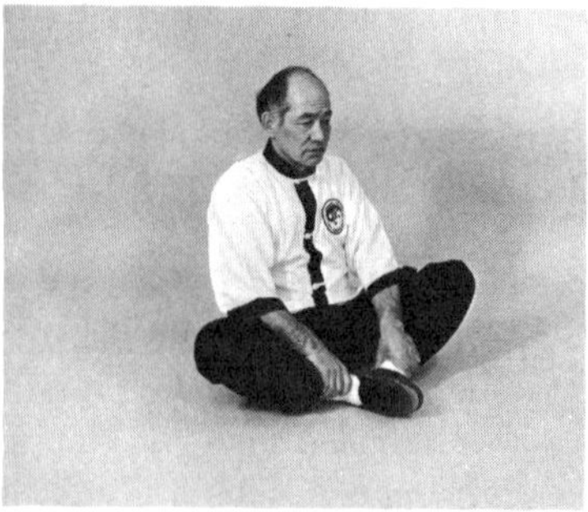
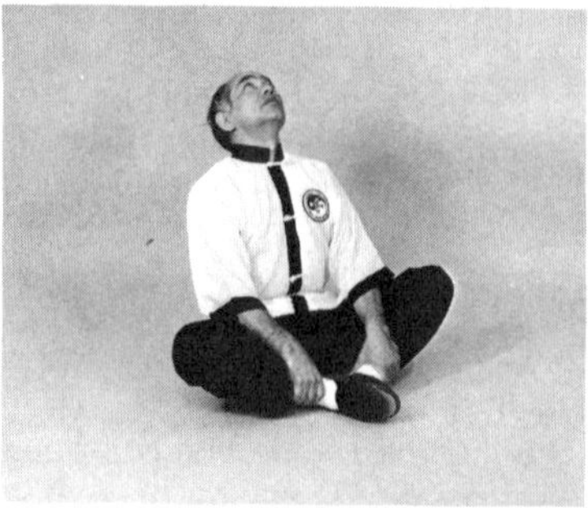
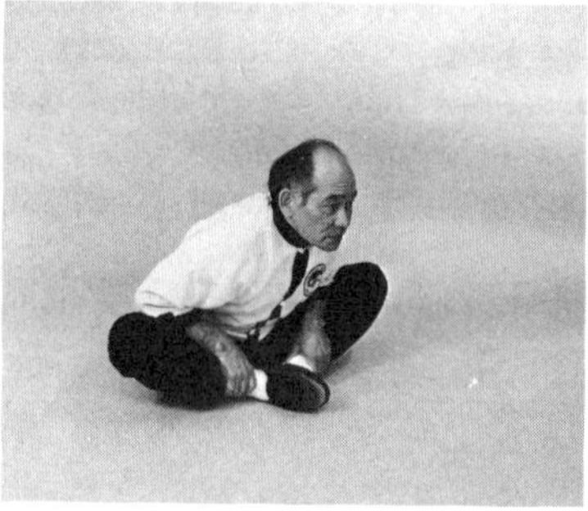
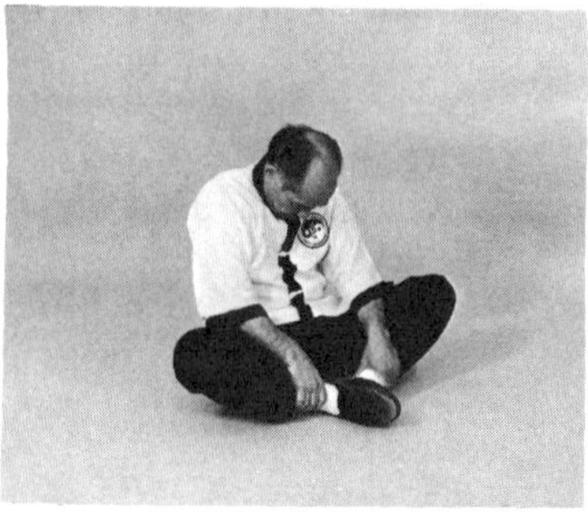

Übung 11: Lotusblatt-Stellung (Ho Hua Yeh Shih)

Ausgangsstellung
Wie in Übung 1.

Grundübung
1. *Einatmen* – beugen Sie dabei die Knie, ergreifen Sie die Fußgelenke und ziehen Sie die Füße zum Gesäß, wobei die Fußsohlen zusammen sind.
2. *Ausatmen* – lösen Sie dabei den Griff an den Fußgelenken und führen Sie die Beine in einem großen Kreis nach außen und dann nach innen, bis sie sich schließlich wieder in der Ausgangsstellung befinden. Sobald Sie den Griff an den Fußgelenken gelöst haben, gehen die Hände wieder in die Ausgangsstellung zurück.

Wiederholen Sie die Grundübung noch zweimal.

Erweiterung
Die Atmung bleibt während der Erweiterung normal.
1. Wie Grundübung, aber versuchen Sie diesmal, die Füße so weit wie möglich heranzuziehen.
2. Verschieben Sie nun die Hände von den Fußgelenken bis zu den kleinen Zehen und heben Sie die Zehen an, während die Fersen auf dem Boden bleiben.
3. Halten Sie mit der rechten Hand die Zehen in dieser Position, während die linke Hand das linke Knie auf den Boden drückt.
4. Wechseln Sie dann die Hände. Die linke Hand hält die Zehen nach oben, die rechte drückt das rechte Knie nach unten.
5. Lösen Sie die Hände und führen Sie sie in die Ausgangsstellung zurück.
6. Führen Sie die Beine in einem großen Kreis nach außen und dann nach innen bis zur Ausgangsstellung.

Wiederholen Sie die Erweiterung noch einmal.

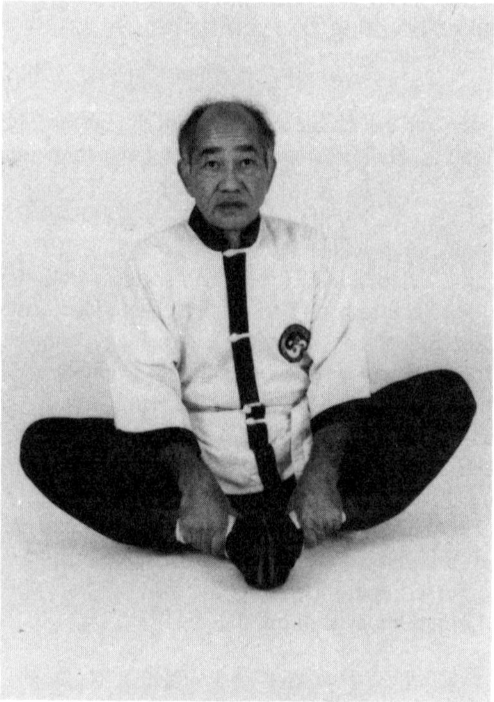

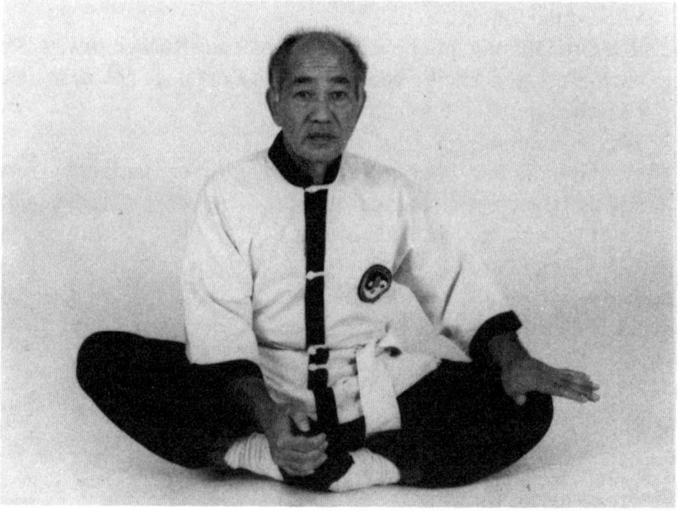

Übung 12: Schildkröte-Stellung (Pie Shih)

Ausgangsstellung

Knien Sie auf dem Boden und setzen Sie sich dann auf die Fersen, die Zehen zeigen nach hinten. Halten Sie den Körper entspannt aufrecht.

Grundübung

1. *Einatmen* – bewegen Sie dabei den Körper nach vorne, wobei die Hände direkt unter den Schultern auf dem Boden ruhen. Die Arme und Oberschenkel befinden sich in einer senkrechten Position. Halten Sie den Rücken gerade und schauen Sie nach unten.
2. *Ausatmen* – heben Sie dabei den Rücken nach oben.
3. *Einatmen* – machen Sie dabei den Rücken wieder gerade.
4. *Ausatmen* – senken Sie dabei den Rücken, so daß der Bauch nach unten gedrückt wird.
5. *Einatmen* – heben Sie dabei den Rücken, bis er wieder gerade ist.
6. *Ausatmen* – nehmen Sie dabei die Hände vom Boden, setzen Sie sich zurück auf die Fersen und entspannen Sie sich.

Wiederholen Sie die Grundübung noch einmal.

Erweiterung

Die Atmung bleibt während der Erweiterung normal.

1. Wie Grundübung.
2. Wie Grundübung, nur heben Sie diesmal den Rücken soweit es geht nach oben, gleichzeitig beugen Sie den Kopf nach unten, so daß Sie zwischen die Beine schauen können.
3. Wie Grundübung.
4. Wie Grundübung, aber während Sie den Rücken nach unten senken und den Bauch in Richtung Boden drücken, beugen Sie diesmal den Kopf so weit es geht nach hinten.
5. Wie Grundübung.
6. Wie Grundübung.

Wiederholen Sie die Erweiterung noch einmal.

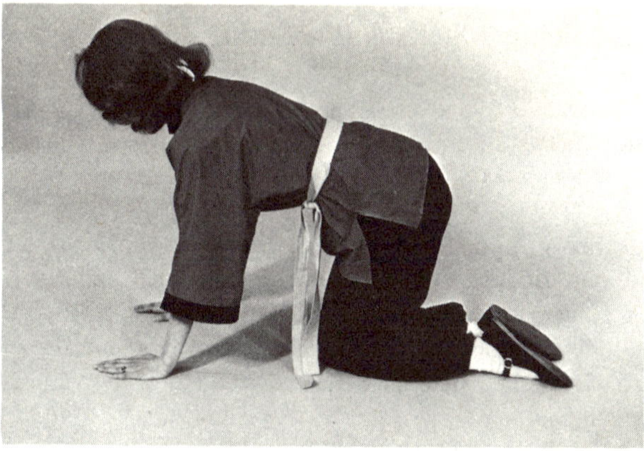

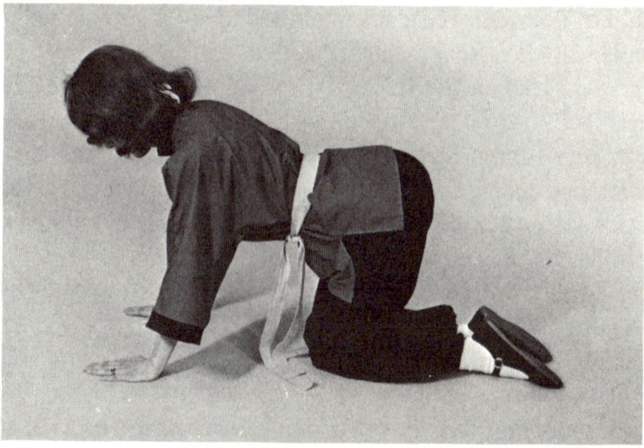

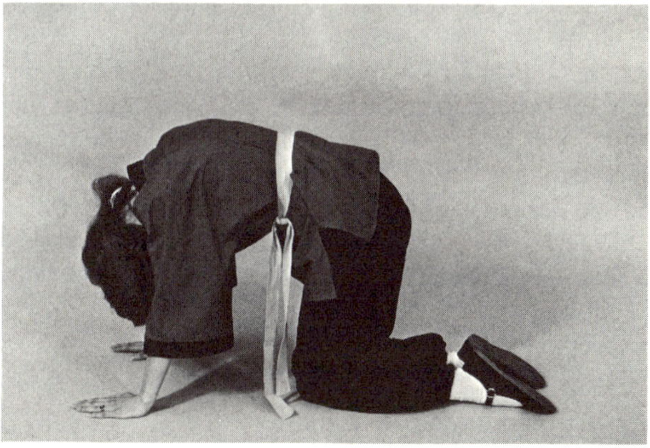

Übung 13: Schildkröte-Stellung (Pie Shih)

Ausgangsstellung
Wie in Übung 12.

Grundübung
1. *Einatmen* – beugen Sie sich dabei nach vorne und legen Sie die Hände auf den Boden. Der Rücken bleibt gerade, Arme und Oberschenkel sind in einer senkrechten Position.
2. *Ausatmen* – führen Sie dabei den Körper, ohne die Hände zu bewegen, nach vorne, so daß die Schultern jetzt ein wenig vor den Handgelenken sind.
3. *Einatmen* – bewegen Sie sich dabei etwas zurück, bis sich die Schultern über den Handgelenken befinden und Arme und Oberschenkel in einer senkrechten Position sind.
4. *Ausatmen* – heben Sie dabei das Gesäß an und strecken Sie die Beine.
5. *Einatmen* – führen Sie dabei die Knie zurück zum Boden.
6. *Ausatmen* – nehmen Sie dabei die Hände vom Boden, setzen Sie sich mit aufrechtem Körper auf die Fersen, entspannen Sie sich.

Wiederholen Sie die Grundübung noch einmal.

Erweiterung
Die Atmung bleibt während der Erweiterung normal.
1. Wie Grundübung.
2. Wie Grundübung, während Sie den Körper nach vorne bewegen, führen Sie diesmal noch den Kopf nach hinten und schauen nach oben.
3. Wie Grundübung.
4. Wie Grundübung, während Sie das Gesäß anheben und die Beine strecken, bewegen Sie den Kopf nach unten und schauen durch die Beine.
5. Wie Grundübung, führen Sie den Kopf wieder zurück, während die Knie wieder zum Boden sinken.
6. Wie Grundübung, kehren Sie in die Ausgangsstellung zurück, entspannen Sie sich.

Wiederholen Sie die Erweiterung noch einmal.

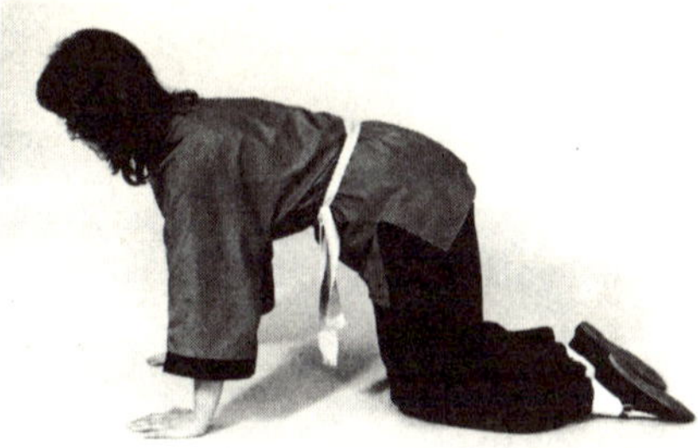

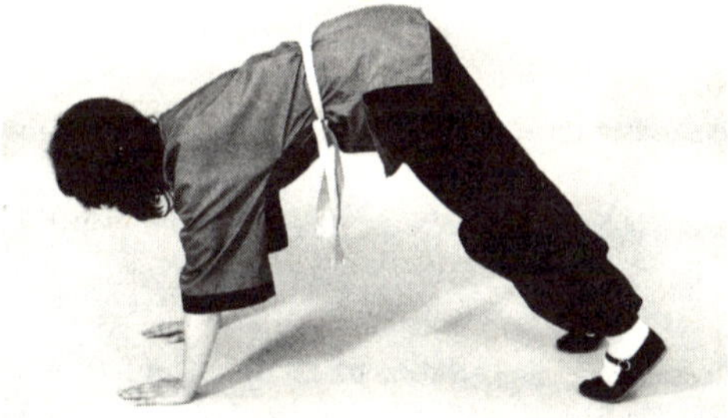

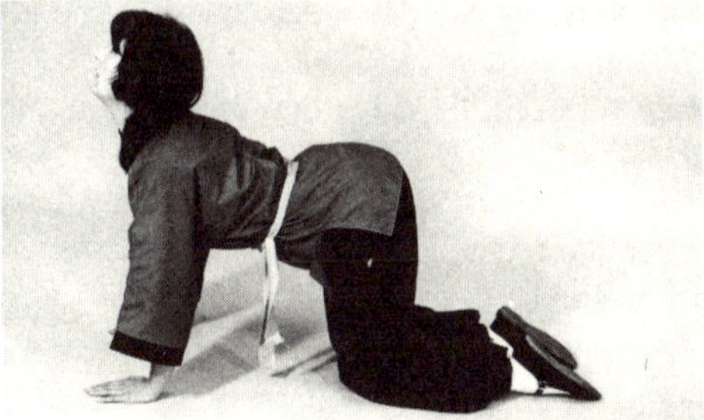

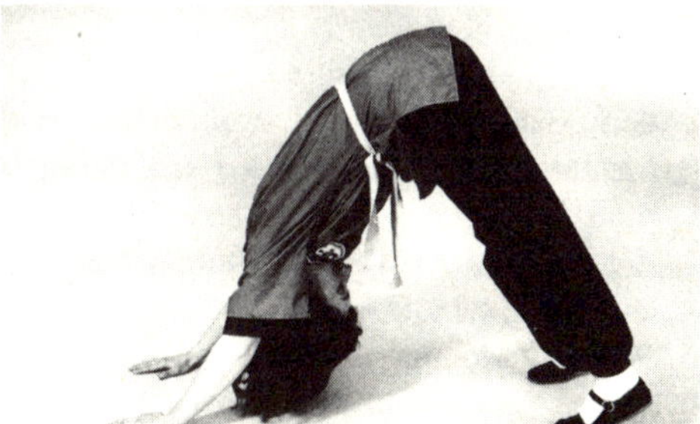

Übung 14: Gottesanbeterin-Stellung (Tao Lang Shih)

Ausgangsstellung
Sie sitzen auf dem Boden, das Gesäß ruht auf den Fersen, die Zehen zeigen nach hinten, die Hände liegen neben den Füßen auf dem Boden.

Grundübung
1. *Einatmen* – drehen Sie dabei den Körper ein wenig nach rechts und führen Sie die linke Hand zur Außenseite des rechten Knies.
2. *Ausatmen* – heben Sie dabei den rechten Arm bis in Schulterhöhe seitlich hoch.
3. *Einatmen* – lassen Sie dabei den rechten Arm zurück auf den Boden sinken.
4. *Ausatmen* – drehen Sie sich dabei zur Vorderseite zurück, gleichzeitig führen Sie die linke Hand wieder in die Ausgangsstellung zurück.
5. *Einatmen* – drehen Sie sich dabei nach links und führen Sie die rechte Hand zur Außenseite des linken Knies.
6. *Ausatmen* – heben Sie dabei den linken Arm bis in Schulterhöhe seitlich hoch.
7. *Einatmen* – lassen Sie dabei den linken Arm zurück zum Boden sinken.
8. *Ausatmen* – drehen Sie sich dabei zur Vorderseite zurück und führen Sie die rechte Hand wieder in die Ausgangsstellung.

Wiederholen Sie die Grundübung noch einmal.

Erweiterung
Versuchen Sie, während der Erweiterung normal zu atmen.
1. Wie Grundübung.
2. Wie Grundübung, führen Sie diesmal noch den rechten Arm hinter dem Rücken entlang, bis er Ihre linke Seite umfassen kann. Drehen Sie ferner den Kopf so weit es geht nach rechts.
3. Führen Sie den rechten Arm seitlich zurück und lassen Sie ihn nach unten in die Ausgangsstellung sinken.
4. Wie Grundübung.
5. Wie Grundübung.
6. Heben Sie den linken Arm zuerst seitlich hoch und führen Sie ihn

dann hinter den Rücken, bis er Ihre rechte Seite umfassen kann. Drehen Sie dazu den Kopf so weit es geht nach links.
7. Heben Sie den linken Arm zuerst seitlich hoch und lassen Sie ihn dann nach unten in die Ausgangsstellung sinken.
8. Wie Grundübung.

Wiederholen Sie die Erweiterung noch einmal.

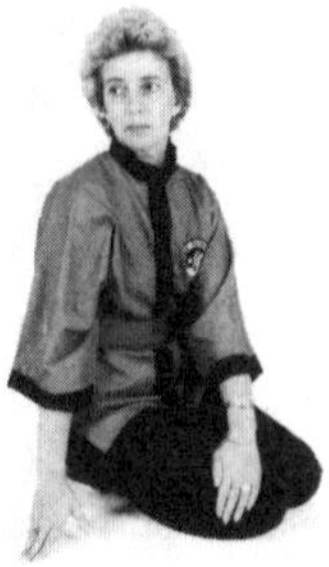

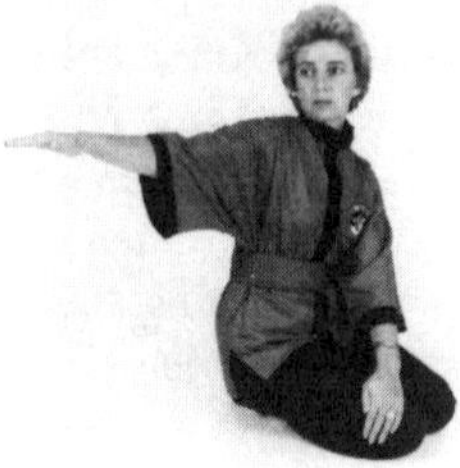

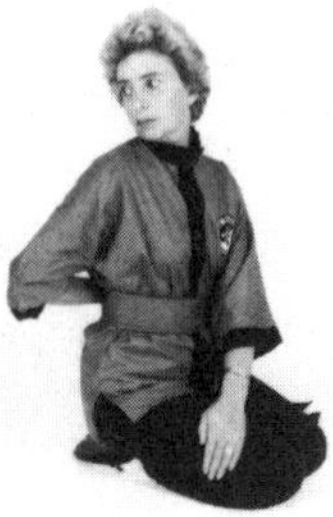

Übung 15: Gottesanbeterin-Stellung (Tao Lang Shih)

Ausgangsstellung
Wie in Übung 14.

Grundübung
1. *Einatmen* – heben Sie dabei die Knie vom Boden und lehnen Sie sich ein wenig zurück, wodurch Sie mit Ihrem Gewicht auf die Hände drücken.
2. *Ausatmen* – kehren Sie dabei in die Ausgangsstellung zurück.
3. *Einatmen* – führen Sie dabei die Hände vor den Knien auf den Boden und verlagern Sie das Gewicht nach vorne.
4. *Ausatmen* – kehren Sie dabei in die Ausgangsstellung zurück.

Wiederholen Sie die Grundübung noch einmal.

Erweiterung
Die Atmung bleibt während der Erweiterung normal.
1. Wie Grundübung, heben Sie diesmal die Knie so hoch wie möglich, gleichzeitig beugen Sie den Körper nach vorne. Versuchen Sie, mit dem Kinn die Knie zu berühren.
2. Wie Grundübung.
3. Führen Sie die Hände vor den Knien auf den Boden, so daß Arme und Oberschenkel in einer senkrechten Position sind. Heben Sie dann die Füße so weit es geht nach oben, gleichzeitig führen Sie den Kopf so weit wie möglich nach hinten.
4. Kehren Sie in die Ausgangsstellung zurück.

Wiederholen Sie die Erweiterung noch einmal.

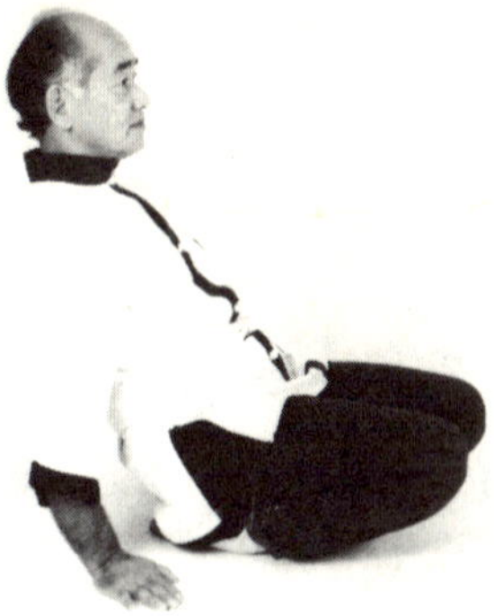

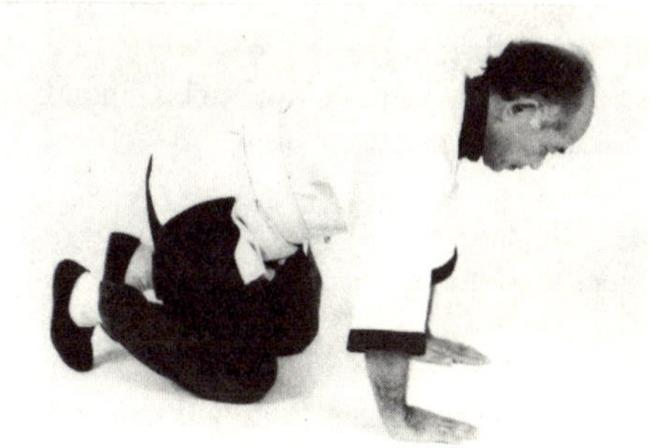

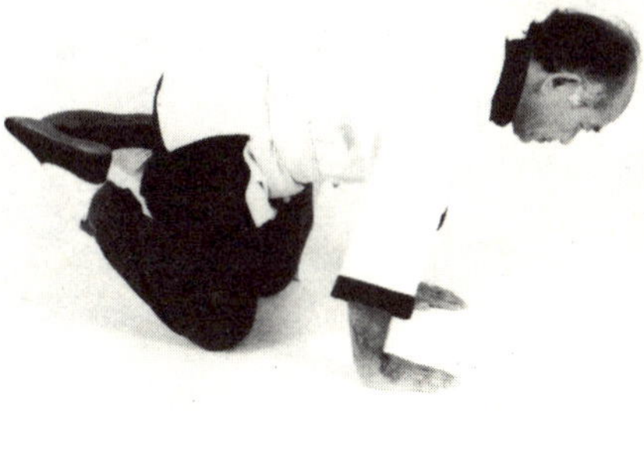

Übung 16: Betrunkenen-Stellung (Tsui Han Shih)

Ausgangsstellung

Legen Sie sich mit dem Rücken auf den Boden, die Hände ruhen mit den Handflächen auf dem Boden, die Beine sind gestreckt.

Grundübung

1. *Einatmen* – heben Sie dabei das rechte Bein in die Luft, gleichzeitig beugen Sie das Knie.
2. *Ausatmen* – drehen Sie dabei die Hüfte ein wenig nach links. Behalten Sie die Hände jedoch auf dem Boden und lassen Sie das rechte Knie ein wenig zur linken Seite in Richtung Boden sinken.
3. *Einatmen* – führen Sie dabei das rechte Bein zurück zu der Position Nr. 1.
4. *Ausatmen* – führen Sie dabei das rechte Bein auf den Boden, so daß Sie sich wieder in der Ausgangsstellung befinden.

Wiederholen Sie den Ablauf, indem Sie »links« anstelle von »rechts« einsetzen und umgekehrt.
Wiederholen Sie dann die Grundübung noch einmal, zuerst mit dem rechten und dann mit dem linken Bein.

Erweiterung

Die Atmung bleibt während der Erweiterung normal.

1. Wie Grundübung.
2. Wie Grundübung, aber wenn Sie diesmal die Hüfte drehen, lassen Sie das rechte Knie zur linken Seite auf den Boden sinken.
3. Wie Grundübung.
4. Wie Grundübung.

Wiederholen Sie den Ablauf, indem Sie »links« anstelle von »rechts« einsetzen und umgekehrt.
Wiederholen Sie dann die Erweiterung noch einmal, zuerst mit dem rechten, dann mit dem linken Bein.

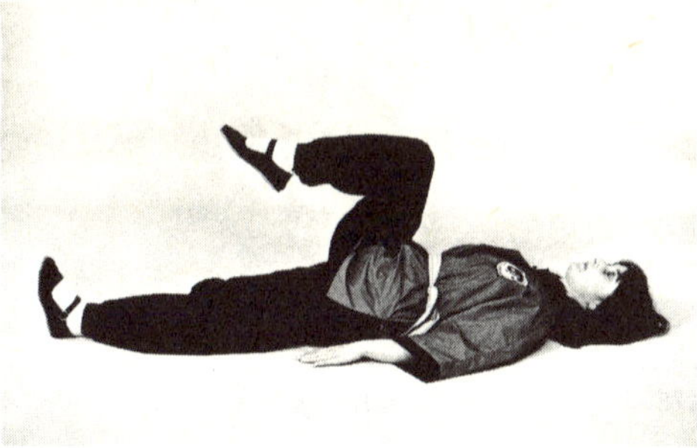

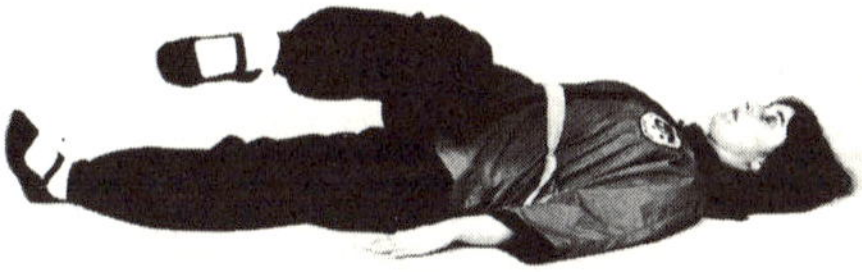

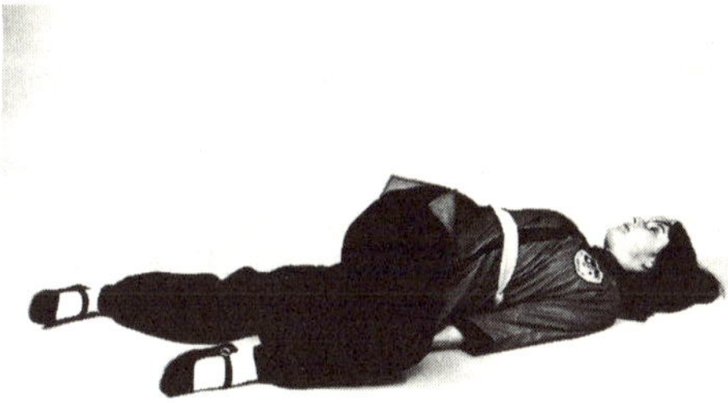

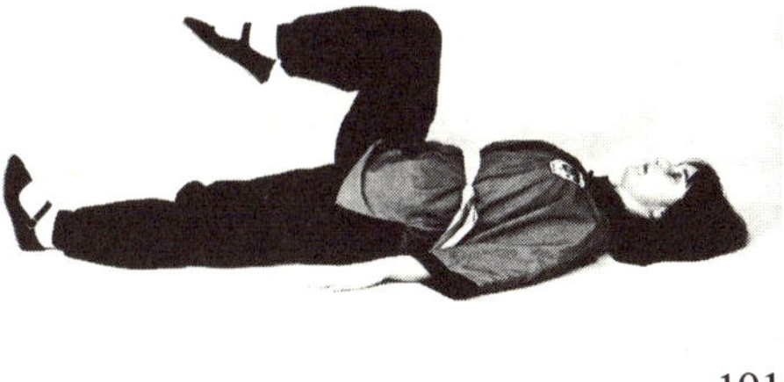

Übung 17: Betrunkenen-Stellung (Tsui Han Shih)

Ausgangsstellung
Wie in Übung 16.

Grundübung

1. *Einatmen* – heben Sie dabei das rechte Bein in die Luft und beugen Sie das Knie.
2. *Ausatmen* – strecken Sie dabei das Bein, bis es in einer senkrechten Position ist.
3. *Einatmen* – beugen Sie dabei das Knie.
4. *Ausatmen* – drehen Sie dabei die Hüfte etwas nach links, so daß das rechte Knie sich jetzt auf dem halben Weg zum Boden befindet.
5. *Einatmen* – strecken Sie dabei das Bein, während die Zehen vom Körper weg zeigen.
6. *Ausatmen* – beugen Sie dabei das Knie.
7. *Einatmen* – drehen Sie dabei die Hüfte wieder zurück und führen Sie auch das rechte Bein mit, bis der Oberschenkel in einer senkrechten Position ist.
8. *Ausatmen* – lassen Sie dabei das rechte Bein zu Boden sinken und strecken es, damit Sie wieder in die Ausgangsstellung kommen.

Wiederholen Sie den Ablauf zuerst mit dem linken Bein, dann noch einmal insgesamt.

Erweiterung
Die Atmung bleibt während der Erweiterung normal.

1. Wie Grundübung.
2. Wie Grundübung, aber sobald das Bein gestreckt ist, heben Sie noch den Kopf an.
3. Wie Grundübung, aber wenn Sie das Knie beugen, führen Sie den Kopf wieder auf den Boden.
4. Wie Grundübung, aber diesmal führen Sie das rechte Knie zur linken Seite auf den Boden und drehen den Kopf nach rechts, so daß Sie über die rechte Schulter schauen.
5. Wie Grundübung.
6. Wie Grundübung.
7. Wie Grundübung, führen Sie zusätzlich den Kopf wieder zurück.
8. Wie Grundübung.

Wiederholen Sie den Ablauf erst mit dem linken Bein, dann noch einmal mit dem rechten und linken.

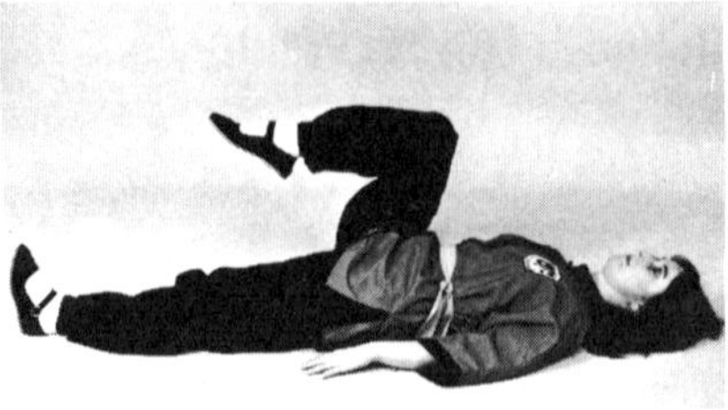

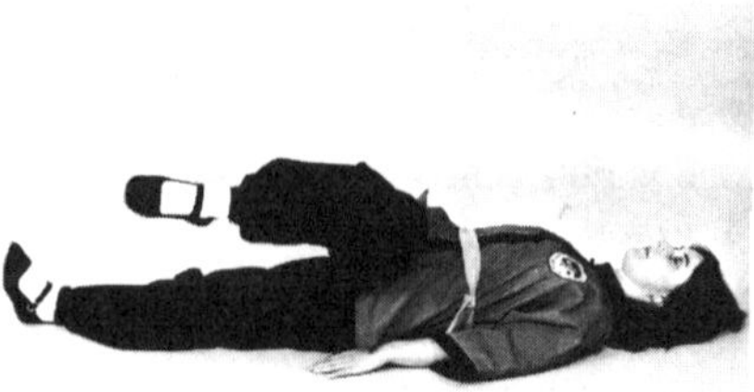

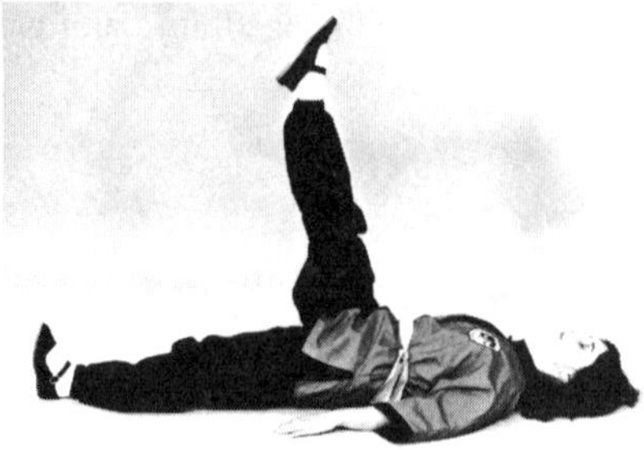

Übung 18: Betrunkenen-Stellung (Tsui Han Shih)

Ausgangsstellung
Wie in Übung 16.

Grundübung
1. *Einatmen* – heben Sie dabei das rechte Bein gerade nach oben, bis es sich in einer senkrechten Position befindet, wobei die Zehen zurückgezogen sind.
2. *Ausatmen* – lassen Sie dabei das Bein zur linken Seite sinken, bis der Fuß den Boden berührt.
3. *Einatmen* – führen Sie dabei das Bein wieder zurück zu der Position Nr. 1.
4. *Ausatmen* – lassen Sie dabei das Bein wieder zur Ausgangsstellung zurücksinken.

Wiederholen Sie den Ablauf zuerst mit dem linken Bein, dann die ganze Grundübung noch einmal.

Erweiterung
Die Atmung bleibt während der Erweiterung normal.
1. Wie Grundübung.
2. Wie Grundübung, führen Sie diesmal jedoch das Bein so weit es geht nach oben zur Schulter, wobei der Fuß auf dem Boden bleibt.
3. Wie Grundübung.
4. Wie Grundübung.

Wiederholen Sie den Ablauf mit dem linken Bein. Dann machen Sie die Erweiterung insgesamt noch einmal.

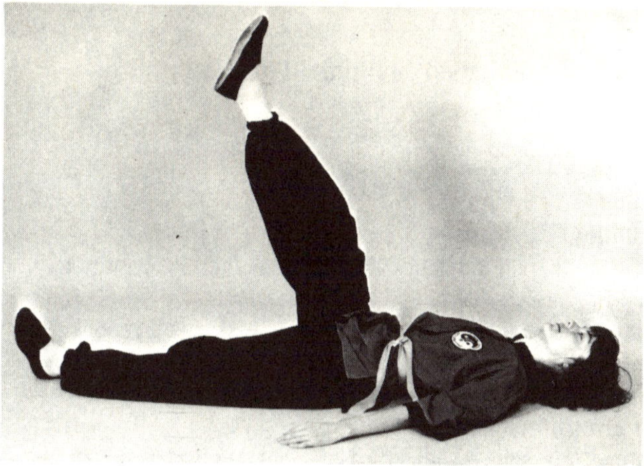

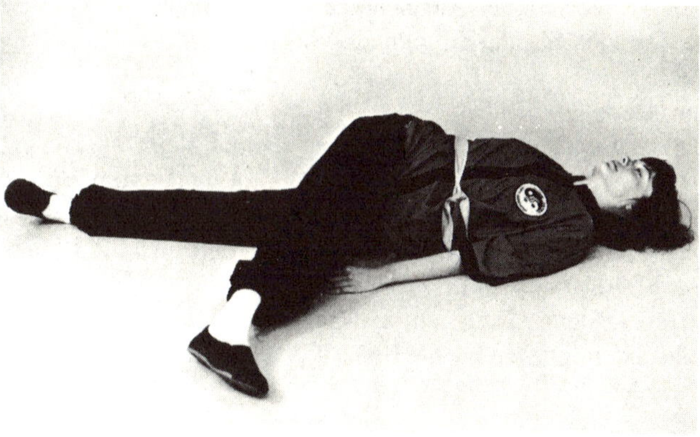

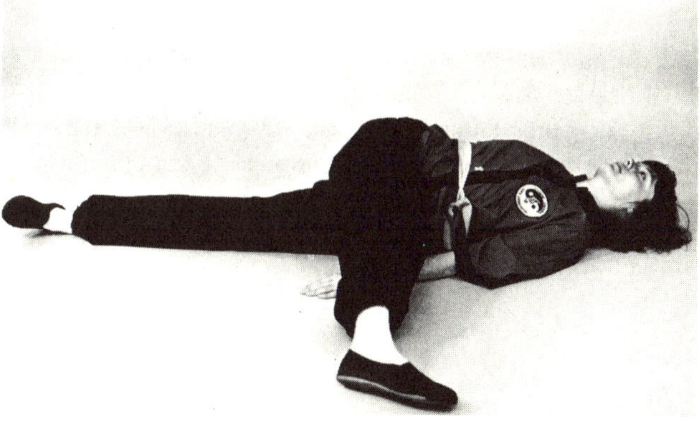

Übung 19: Betrunkenen-Stellung (Tsui Han Shih)

Ausgangsstellung
Wie in Übung 16.

Grundübung
1. *Einatmen* – heben Sie dabei die Füße ungefähr 30 Zentimeter vom Boden hoch.
2. *Ausatmen* – heben Sie dabei die Beine, bis sie in einer senkrechten Position sind.
3. *Einatmen* – lassen Sie dabei die Beine sinken, bis sie die Position Nr. 1 erreicht haben.
4. *Ausatmen* – lassen Sie dabei die Beine auf den Boden sinken, bis sie sich wieder in der Ausgangsstellung befinden.

Wiederholen Sie die Grundübung noch einmal.

Erweiterung
Denken Sie daran, daß die Atmung normal bleibt.
1. Heben Sie die Füße ungefähr 30 Zentimeter vom Boden hoch. Kreuzen Sie das rechte Bein über das linke und führen Sie es so weit es geht nach links und dann wieder zurück, bis die Beine wieder nebeneinander sind.
2. Heben Sie die Beine an, bis sie sich in einer senkrechten Position befinden. Öffnen Sie die Beine so weit es geht und schließen Sie sie wieder.
3. Lassen Sie die Beine sinken, bis sie die Stellung Nr. 1 erreicht haben. Kreuzen Sie diesmal das linke Bein über das rechte, führen Sie es so weit wie möglich nach rechts und wieder zurück, bis die Beine nebeneinander sind.
4. Lassen Sie die Beine auf den Boden sinken, so daß sie sich in der Ausgangsstellung befinden, entspannen Sie sich.

Wiederholen Sie die Erweiterung noch einmal.

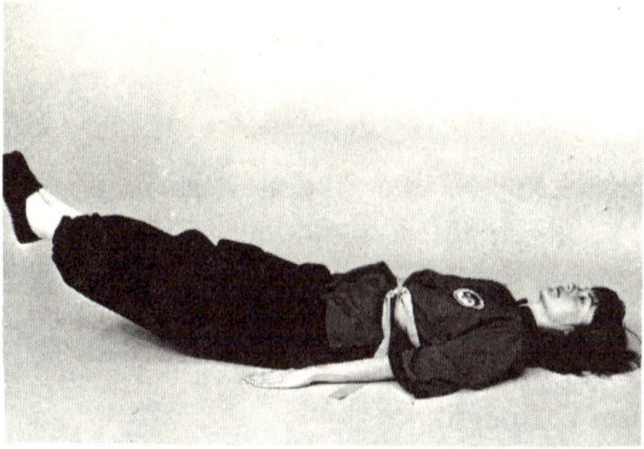

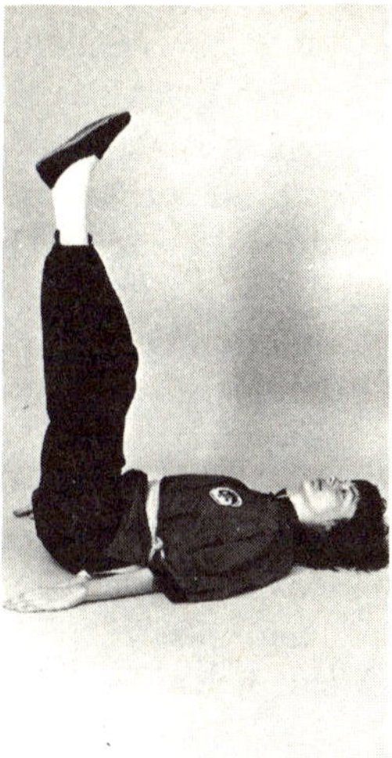

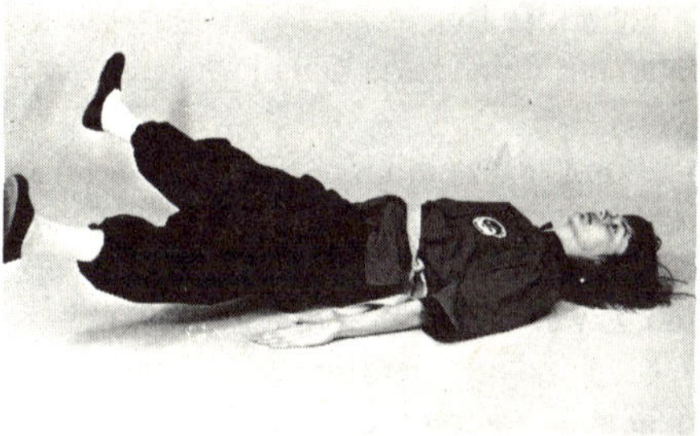

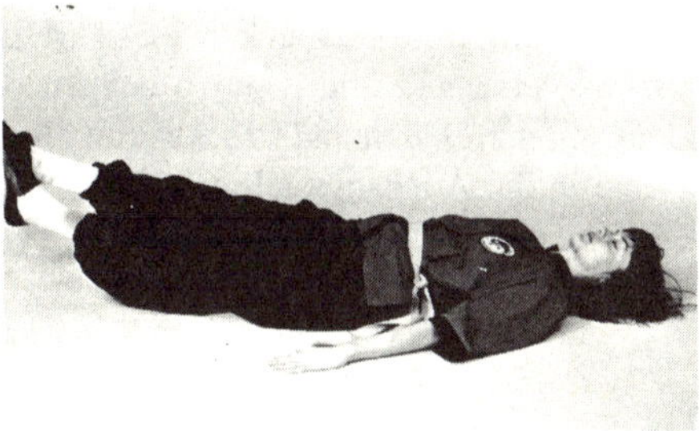

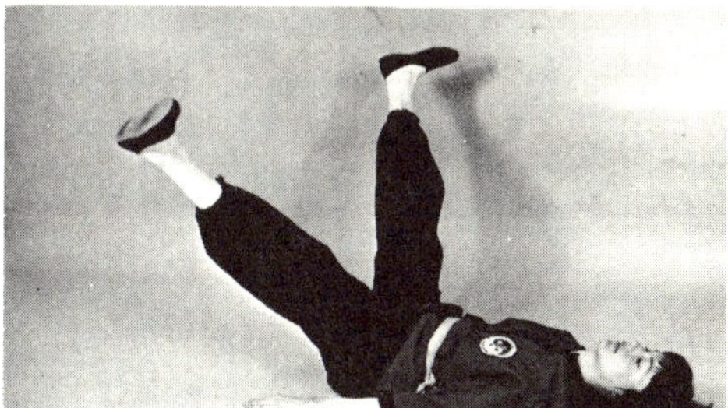

Übung 20: Weidenbaum-Stellung (Liu Shu Shih)

Ausgangsstellung
Legen Sie sich mit dem Rücken auf den Boden. Die Beine sind gestreckt, die Hände liegen seitlich auf dem Boden.

Grundübung
1. *Einatmen* – heben Sie dabei die Beine in die Luft, bis sie sich in einer senkrechten Position befinden.
2. *Ausatmen* – beugen Sie dabei die Knie.
3. *Einatmen* – strecken Sie dabei die Beine.
4. *Ausatmen* – lassen Sie dabei die Beine zurück in die Ausgangsstellung sinken.

Wiederholen Sie die Grundübung noch einmal.

Erweiterung
Die Atmung ist während der Erweiterung normal.
1. Wie Grundübung, fassen Sie dann mit den Händen hinter die Knie und ziehen Sie kräftig dagegen, während Sie die Beine strecken. Lösen Sie anschließend den Druck der Hände.
2. Legen Sie die Hände vor die Knie und drücken Sie so kräftig es geht dagegen, während Sie versuchen, die Knie zu beugen.
3. Legen Sie die Hände auf den Boden und strecken Sie die Beine.
4. Lassen Sie die Beine in die Ausgangsstellung zurücksinken.

Wiederholen Sie die Erweiterung noch einmal.

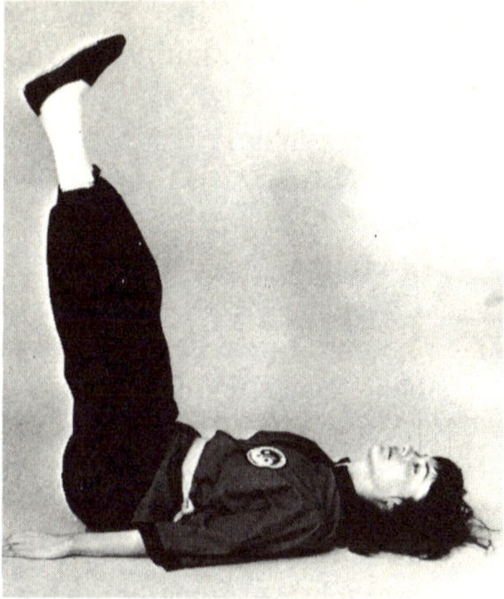

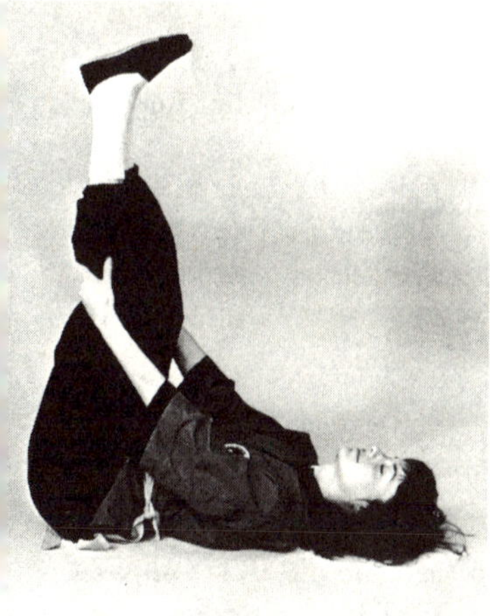

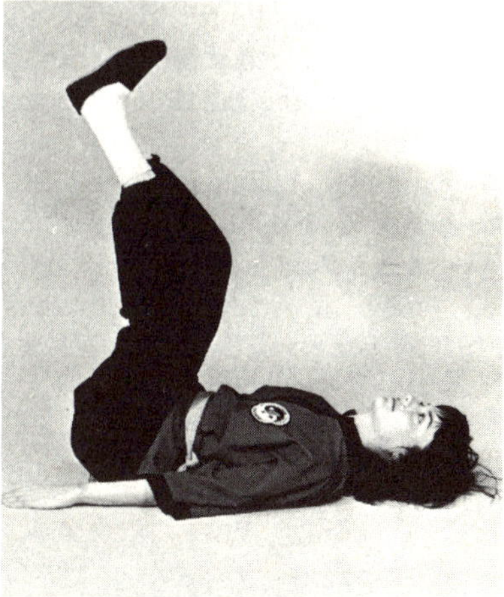

Übung 21: Weidenbaum-Stellung (Liu Shu Shih)

Ausgangsstellung
Wie in Übung 20.

Grundübung

1. *Einatmen* – heben Sie dabei den Körper und die Beine senkrecht in die Luft, legen Sie die Hände auf die Hüfte, so daß Ihr Gewicht auf den Händen und Oberarmen ruht.
2. *Ausatmen* – öffnen Sie dabei ein wenig die Beine und zwar so, daß sich das linke Bein nach vorne und das rechte nach hinten bewegt.
3. *Einatmen* – führen Sie dabei die Beine wieder zusammen.
4. *Ausatmen* – öffnen Sie dabei ein wenig die Beine, aber diesmal bewegt sich das rechte Bein nach vorne und das linke nach hinten.
5. *Einatmen* – führen Sie dabei die Beine wieder zusammen.
6. *Ausatmen* – lassen Sie dabei den Körper und die Beine zurück auf den Boden sinken, führen Sie die Arme seitlich ebenfalls auf den Boden.

Wiederholen Sie die Grundübung noch einmal.

Erweiterung
Denken Sie daran, normal zu atmen.

1. Wie Grundübung.
2. Wie Grundübung, aber diesmal öffnen Sie die Beine so weit es geht. Versuchen Sie, die Beine etwa parallel zum Boden zu haben, wobei die rechte Beinbewegung besondere Aufmerksamkeit erfordert.
3. Wie Grundübung.
4. Wie Grundübung, das rechte Bein bewegt sich nach vorne, das linke Bein nach hinten und Sie öffnen die Beine so weit wie möglich. Achten Sie besonders auf das hintere Bein und versuchen Sie, es so tief wie möglich zu bringen.
5. Wie Grundübung.
6. Wie Grundübung.

Wiederholen Sie die Erweiterung noch einmal.

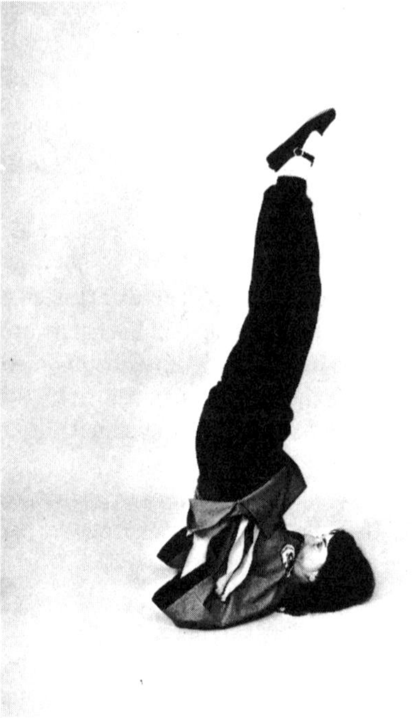

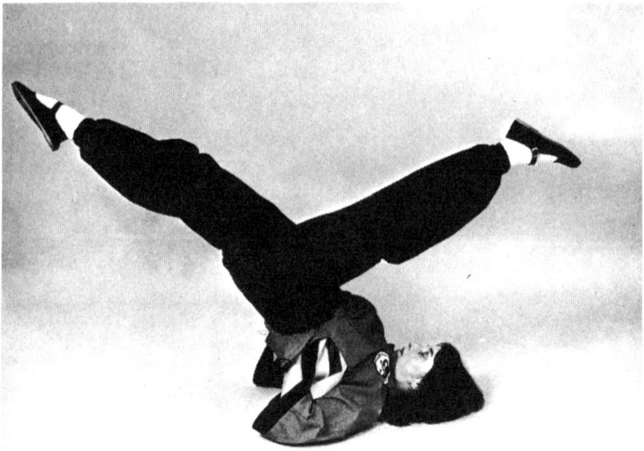

Übung 22: Kobra-Stellung (Yenching Shih)

Ausgangsstellung
Legen Sie sich mit dem Bauch auf den Boden, die Beine sind gestreckt hinter Ihnen auf dem Boden, die Arme sind gebeugt und ruhen seitlich neben der Brust auf dem Boden.

Grundübung
1. *Einatmen* – lassen Sie dabei die Zehen direkt nach hinten zeigen, gleichzeitig heben Sie den Kopf, so daß Sie nach vorne schauen.
2. *Ausatmen* – lassen Sie dabei den Kopf nach unten sinken, bis das Kinn auf dem Boden ruht, entspannen Sie sich.

Wiederholen Sie die Grundübung noch zweimal.

Erweiterung
Denken Sie daran, daß die Atmung während der Erweiterung so normal wie möglich ist.
1. Die Zehen zeigen dabei direkt nach hinten, während Sie den Brustkorb hochheben, indem Sie die Arme strecken und dann den Kopf so weit es geht nach hinten beugen. Versuchen Sie, so viel Körperkontakt zum Boden zu behalten wie es Ihnen möglich ist.
2. Lassen Sie den Körper und den Kopf wieder auf den Boden sinken und beugen Sie die Arme, bis Sie sich wieder in der Ausgangsstellung befinden; entspannen Sie sich.

Wiederholen Sie die Erweiterung noch zweimal.

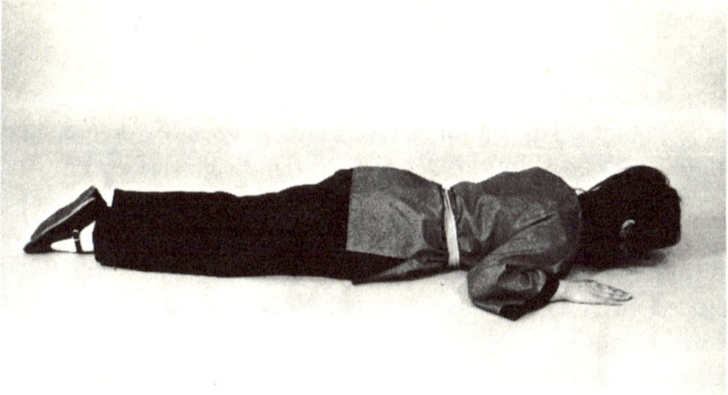

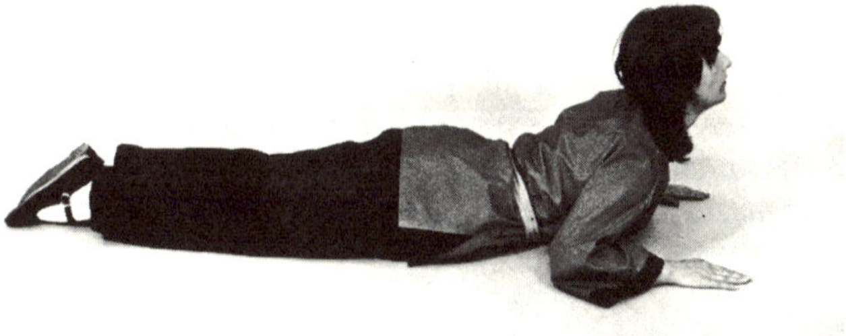

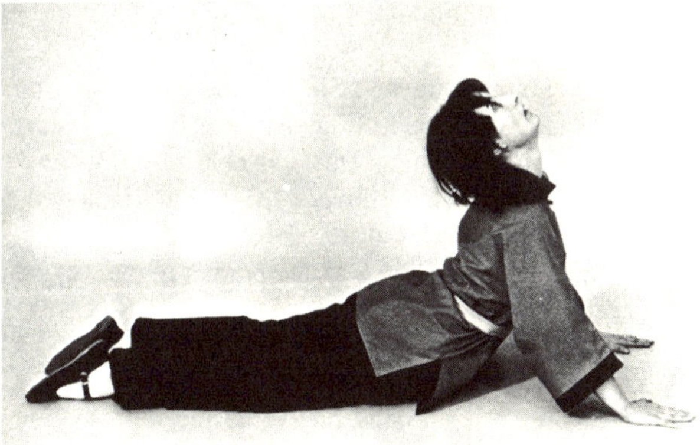

Übung 23: Fisch-Stellung (Yu Shih)

Ausgangsstellung
Legen Sie sich gestreckt auf die rechte Seite, beugen Sie den rechten Arm, damit Sie den Kopf mit der rechten Hand stützen können. Der linke Arm liegt auf der linken Körperseite.

Grundübung
1. *Einatmen* – führen Sie dabei die linke Hand vor die Brust auf den Boden.
2. *Ausatmen* – heben Sie dabei das linke Bein seitlich in die Luft.
3. *Einatmen* – lassen Sie dabei das linke Bein in die Ausgangsstellung zurücksinken.
4. *Ausatmen* – rollen Sie sich dabei über den Rücken auf die linke Seite, stützen Sie den Kopf mit der linken Hand, während der rechte Arm auf der rechten Körperseite ruht.
5. *Einatmen* – führen Sie dabei den rechten Arm vor die Brust auf den Boden.
6. *Ausatmen* – heben Sie dabei das rechte Bein seitlich in die Luft.
7. *Einatmen* – lassen Sie dabei das rechte Bein in die Ausgangsstellung zurücksinken.
8. *Ausatmen* – rollen Sie sich dabei zurück auf die rechte Seite, der rechte Arm stützt den Kopf und der linke Arm ruht auf der linken Körperseite.

Wiederholen Sie die Grundübung noch einmal.

Erweiterung
Die Atmung ist während der Erweiterung normal.
1. Wie Grundübung.
2. Wie Grundübung, strecken Sie diesmal jedoch das linke Bein so hoch wie möglich in die Luft, gleichzeitig heben Sie auch die rechte Hüfte sowie den rechten Oberschenkel vom Boden, indem Sie kräftig mit dem rechten Ellbogen, der linken Hand und der rechten Fußseite auf den Boden drücken.
3. Lassen Sie das linke Bein und den Körper in die Ausgangsstellung zurücksinken.
4. Wie Grundübung.
5. Wie Grundübung.
6. Wie Grundübung, während Sie das rechte Bein so weit es geht in

die Luft heben, drücken Sie gleichzeitig mit dem linken Ellbogen, der rechten Hand und der linken Fußseite kräftig auf den Boden und heben dadurch die linke Hüfte sowie den linken Oberschenkel an.

7. Wie Grundübung.
8. Wie Grundübung.

Wiederholen Sie die Erweiterung noch einmal.

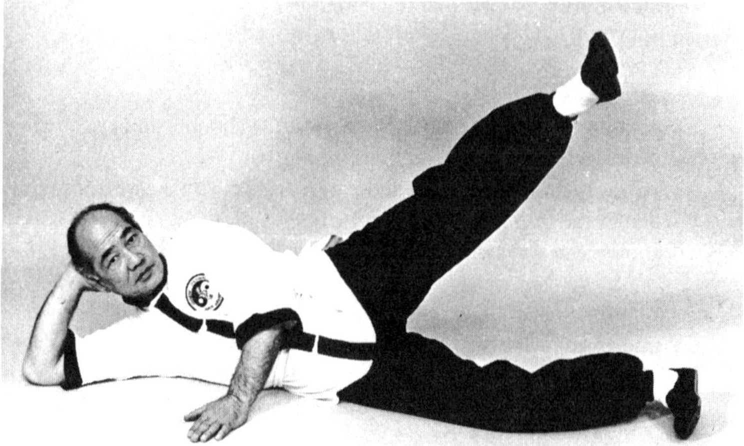

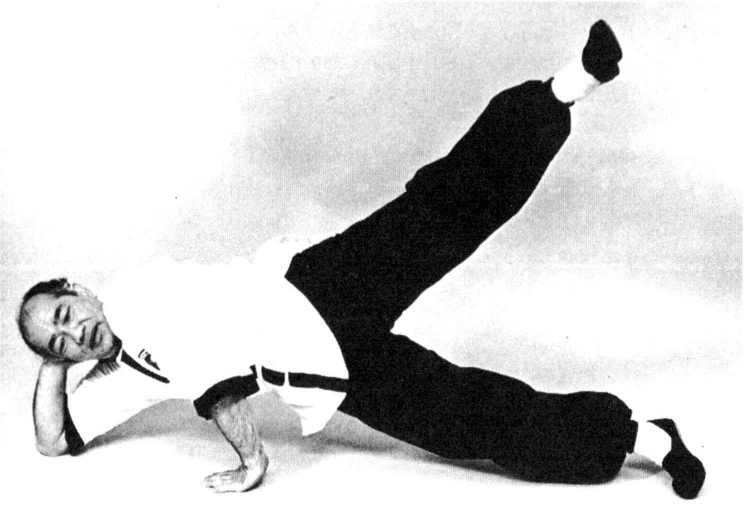

Übung 24: Adler-Stellung (Tiao Shih)

Ausgangsstellung

Sie stehen aufrecht, die Füße sind zusammen, die Hände hängen locker an Ihren Seiten.

Grundübung

1. *Einatmen* – drehen Sie sich dabei langsam nach rechts und lassen Sie die Arme mit der Körperdrehung mitschwingen.
2. *Ausatmen* – drehen Sie sich dabei wieder nach vorne, die Arme kehren in die Ausgangsstellung zurück.
3. *Einatmen* – drehen Sie sich dabei langsam nach links und lassen Sie die Arme mit der Körperdrehung mitschwingen.
4. *Ausatmen* – drehen Sie sich dabei nach vorne, die Arme kommen wieder in die Ausgangsstellung zurück.

Wiederholen Sie die Grundübung noch einmal.

Erweiterung

Die Atmung ist während der Erweiterung normal.

1. Wie Grundübung, aber diesmal drehen Sie sich, ohne die Füße zu bewegen, so weit wie möglich nach rechts. Gleichzeitig geht der Kopf nach rechts und Sie schauen über die rechte Schulter.
2. Wie Grundübung.
3. Drehen Sie den Körper und die Arme so weit es geht nach links, gleichzeitig führen Sie auch noch den Kopf nach links, so daß Sie über die linke Schulter schauen.
4. Wie Grundübung.

Wiederholen Sie die Erweiterung noch einmal.

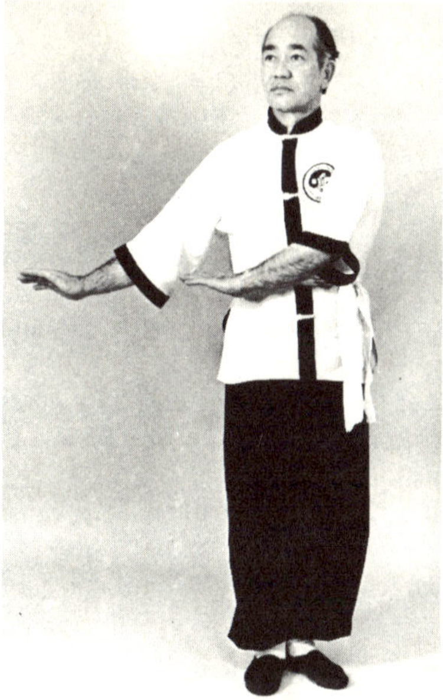

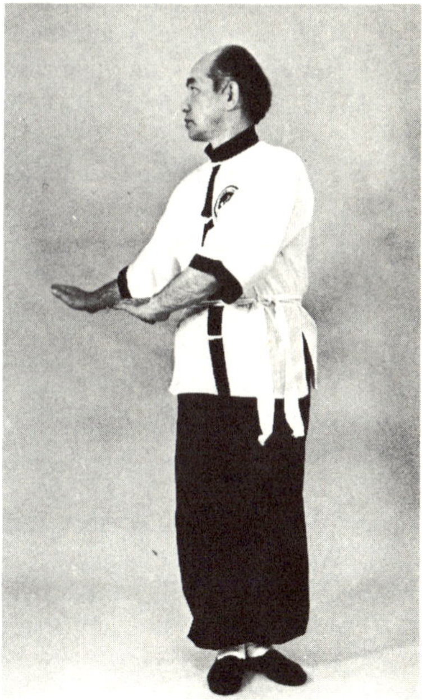

Übung 25: Adler-Stellung (Tiao Shih)

Ausgangsstellung
Wie in Übung 24.

Grundübung
1. *Einatmen* – bewegen Sie dabei den Kopf nach vorne, so daß Sie nach unten schauen.
2. *Ausatmen* – rollen Sie dabei den Kopf um 180 Grad nach rechts und nach hinten.
3. *Einatmen* – vollenden Sie dabei die Kreisbewegung des Kopfes nach links und zurück nach vorne, so daß Sie am Ende der Bewegung auf die Füße schauen.
4. *Ausatmen* – richten Sie dabei den Kopf auf, so daß Sie nach vorne schauen.
5. *Einatmen* – führen Sie dabei den Kopf nach vorne, so daß Sie nach unten schauen.
6. *Ausatmen* – rollen Sie dabei den Kopf um 180 Grad nach links und nach hinten.
7. *Einatmen* – vollenden Sie dabei die Kreisbewegung des Kopfes nach rechts und zurück nach vorne, so daß Sie am Ende der Bewegung auf die Füße schauen.
8. *Ausatmen* – heben Sie dabei den Kopf in die Ausgangsstellung zurück.

Wiederholen Sie die Grundübung noch einmal, kreisen Sie mit dem Kopf erst nach rechts und dann nach links.

Erweiterung
Die Atmung bleibt während der Erweiterung normal.
1. Wie Grundübung.
2. Wie Grundübung, aber versuchen Sie diesmal, mit der rechten Wange die rechte Schulter zu berühren, und wenn der Kopf nach hinten geht, versuchen Sie, ihn so weit es geht nach hinten zu führen.
3. Wie Grundübung, aber versuchen Sie diesmal, mit der linken Wange die linke Schulter zu berühren, und wenn der Kopf wieder nach vorne geht, versuchen Sie, das Kinn gegen die Brust zu drücken.
4. Wie Grundübung.

5. Wie Grundübung.
6. Wie Nr. 2 der Erweiterung, nur in umgekehrter Richtung.
7. Wie Nr. 3 der Erweiterung, nur diesmal nach rechts.
8. Wie Grundübung.

Wiederholen Sie die Erweiterung noch einmal, beginnen Sie aber mit der anderen Richtung.

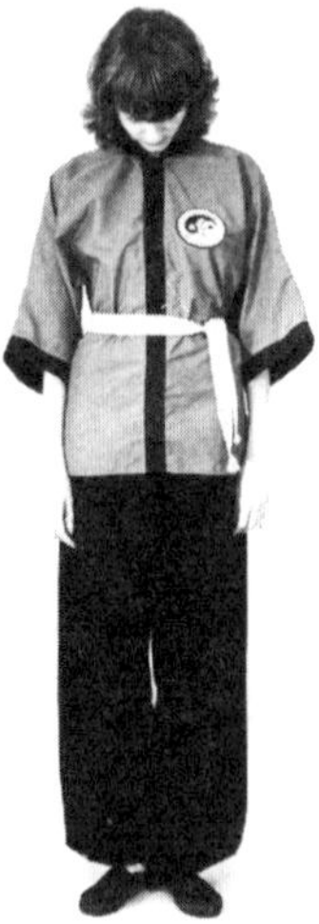

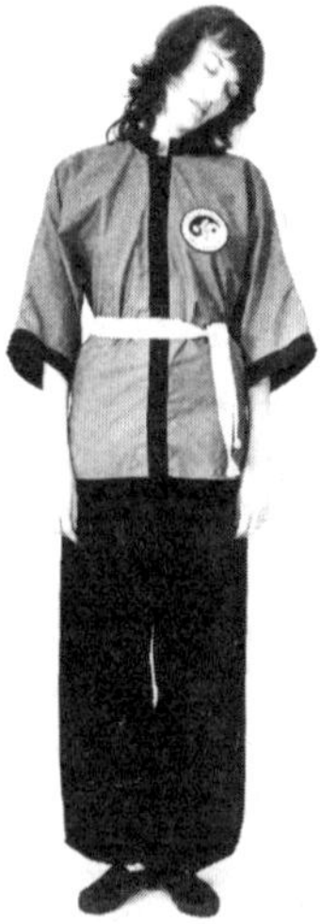

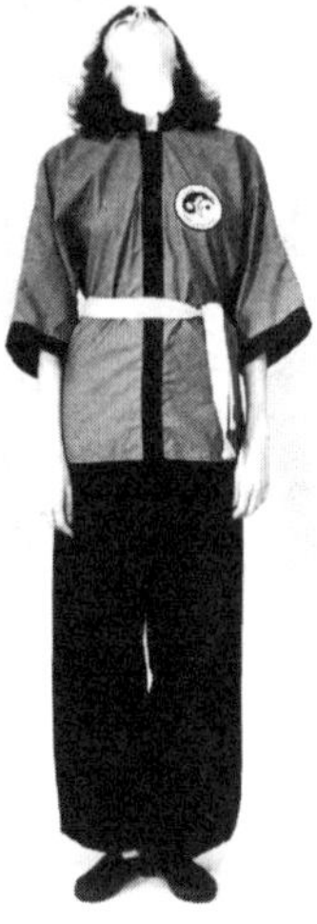

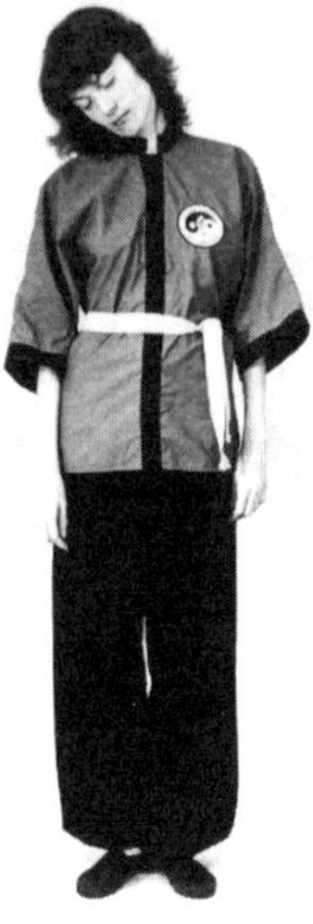

Übung 26: Bär-Stellung (Hsiung Shih)

Ausgangsstellung

Stehen Sie aufrecht, die Füße sind etwa schulterbreit auseinander. Schauen Sie nach vorne, die Hände befinden sich seitlich des Körpers.

Grundübung

1. *Einatmen* – legen Sie dabei die Hände auf die Hüften und halten Sie den Daumen nahe am Zeigefinger.
2. *Ausatmen* – drücken Sie dabei den Bauch nach vorne und drehen Sie die Hüften 180 Grad nach rechts und nach hinten.
3. *Einatmen* – drehen Sie dabei die Hüften nach links und wieder nach vorne und vervollständigen Sie dadurch die Kreisbewegung.
4. *Ausatmen* – richten Sie dabei den Körper auf und entspannen Sie die Arme, indem Sie sie in die Ausgangsstellung zurückführen.

5.–8. Genau derselbe Ablauf wie Nr. 1–4, nur kreisen die Hüften entgegengesetzt.

Wiederholen Sie die Grundübung noch einmal.

Erweiterung

Die Atmung bleibt während der Erweiterung normal.

1. Wie Grundübung.
2. Wie Grundübung, diesmal drücken Sie jedoch kräftig mit den Handflächen, wenn der Bauch sich nach vorne bewegt. Drücken Sie kräftig mit der linken Hand, wenn die Hüften nach rechts kreisen. Ziehen Sie kräftig mit den Fingern, wenn sie nach hinten gehen.
3. Immer noch kräftig mit den Fingern ziehend, setzen Sie die Kreisbewegung nach links fort und drücken dabei kräftig mit der rechten Hand. Drücken Sie noch einmal kräftig mit den Handflächen, wenn die Hüften wieder nach vorne kommen.
4. Wie Grundübung, und entspannen Sie sich.

5.–8. Wiederholen Sie die Kreisbewegung noch einmal, diesmal kreisen die Hüften zuerst nach links.

Wiederholen Sie die Erweiterung noch einmal.

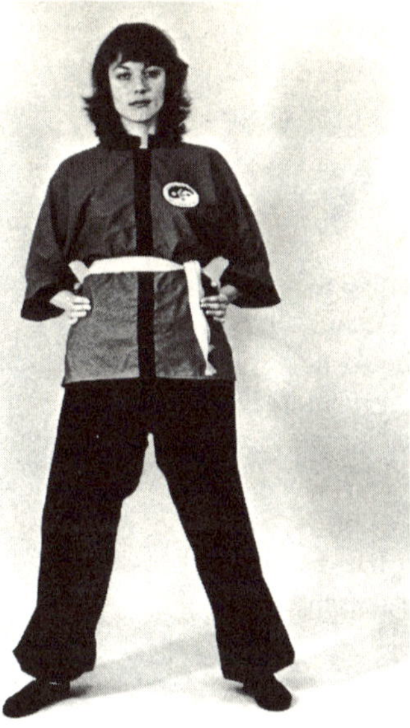
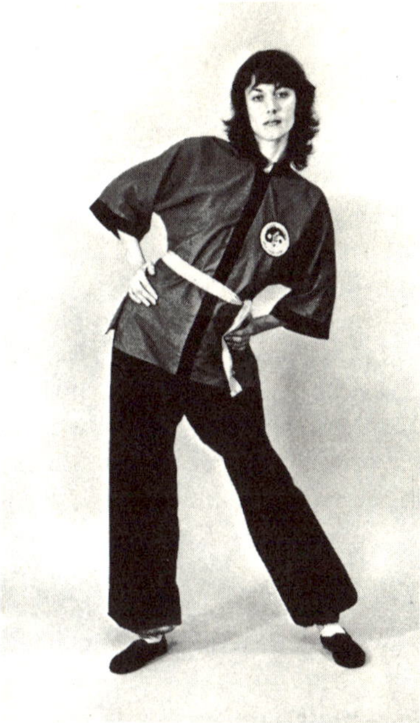
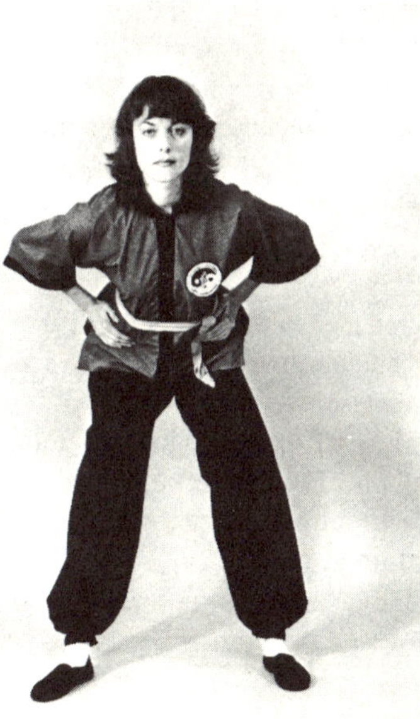
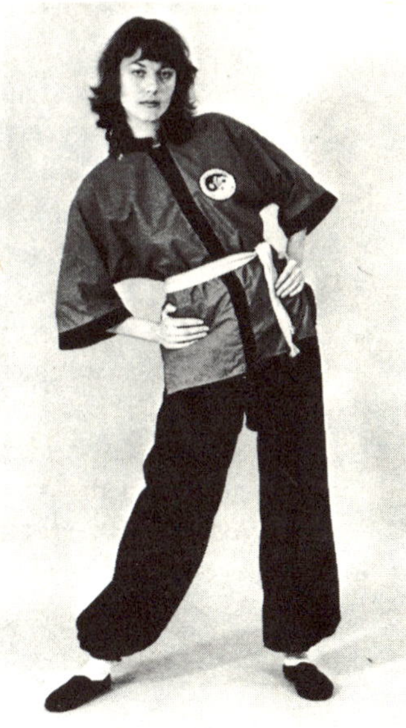

Übung 27: Bär-Stellung (Hsiung Shih)

Ausgangsstellung
Wie in Übung 26.

Grundübung
1. *Einatmen* – schwingen Sie die Arme dabei nach hinten und dann nach oben, so daß die Finger zur Decke zeigen.
2. *Ausatmen* – schwingen Sie dabei die Arme zurück und nach unten, wobei Sie versuchen, mit durchgedrückten Knien die Zehen zu berühren. Können Sie die Zehen nicht berühren, dann versuchen Sie im Rahmen Ihrer Möglichkeiten nach unten zu gehen, aber beugen Sie keinesfalls die Knie.
3. *Einatmen* – Richten Sie dabei den Körper auf und lassen Sie die Arme in die Ausgangsstellung zurückschwingen.
4. *Ausatmen* – entspannen Sie sich.

Wiederholen Sie die Grundübung noch einmal.

Erweiterung
Versuchen Sie, während der Erweiterung normal zu atmen, auch wenn Sie den Körper dabei weit nach vorne beugen müssen.
1. Wie Grundübung.
2. Wie Grundübung, aber anstelle die Zehen zu berühren, greifen Sie mit den Fingern unter die Zehen. Sollten sie dies noch nicht können, dann fassen Sie das Bein oder das Fußgelenk. Machen Sie dann zuerst mit dem rechten Fuß einen kleinen Schritt nach vorne und anschließend mit dem linken, jedoch ohne dabei die Knie zu beugen.
3. Machen Sie dann zuerst mit dem rechten Fuß und dann mit dem linken einen Schritt nach hinten, jedoch ohne die Knie dabei zu beugen.
4. Lösen Sie den Griff, richten Sie sich auf und schwingen Sie die Hände zurück in die Ausgangsstellung. Entspannen Sie sich.

Wiederholen Sie die Erweiterung noch einmal, setzen Sie diesmal »links« anstelle von »rechts« ein und umgekehrt.

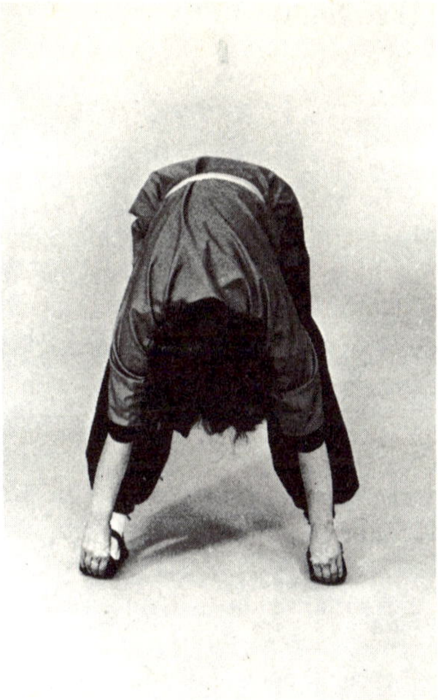

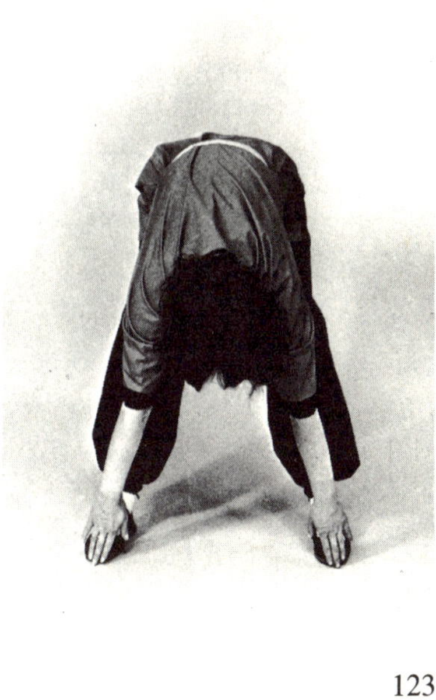

Übung 28: Leopard-Stellung (Pao Shih)

Ausgangsstellung
Wie in Übung 26.

Grundübung

1. *Einatmen* – heben Sie dabei die Arme seitlich bis auf Schulterhöhe an, gleichzeitig beugen Sie das linke Knie, so daß das meiste Gewicht auf dem linken Bein ruht.
2. *Ausatmen* – beugen Sie dabei den Körper nach rechts, während Sie die Hüfte nach links drücken. Der linke Arm schwingt dabei über den Kopf, während der rechte Arm die rechte Knieaußenseite berührt.
3. *Einatmen* – richten Sie sich dabei wieder auf und verteilen Sie das Gewicht gleichmäßig auf beide Beine. Führen Sie gleichzeitig die Arme bis auf Schulterhöhe zurück.
4. *Ausatmen* – lassen Sie dabei die Arme in die Ausgangsstellung zurücksinken.

5.–8. Wiederholen Sie den oben beschriebenen Ablauf, indem Sie »rechts« anstelle von »links« einsetzen und umgekehrt.

Wiederholen Sie die Grundübung noch einmal.

Erweiterung
Die Atmung bleibt während der Erweiterung normal.

1. Wie Grundübung.
2. Wie Grundübung, während Sie sich seitlich beugen, lassen Sie die Finger der rechten Hand am rechten Bein entlang nach unten gleiten, bis sie den Boden berühren, oder so weit es Ihnen eben möglich ist.
3. Wie Grundübung.
4. Wie Grundübung.

5.–8. Folgen Sie dem beschriebenen Ablauf, setzen Sie nun »rechts« anstelle von »links« und umgekehrt.

Wiederholen Sie die Erweiterung noch einmal.

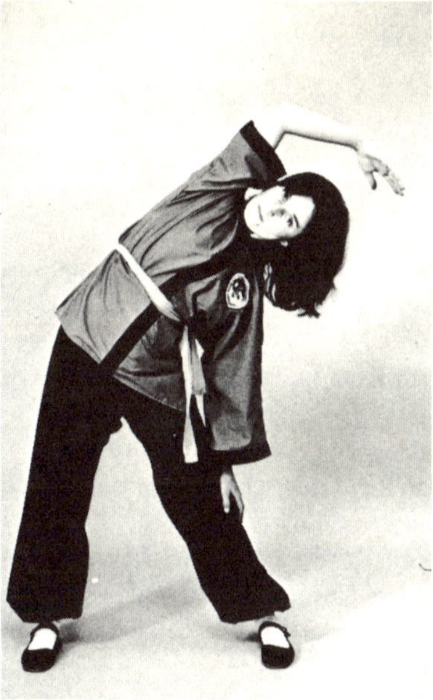

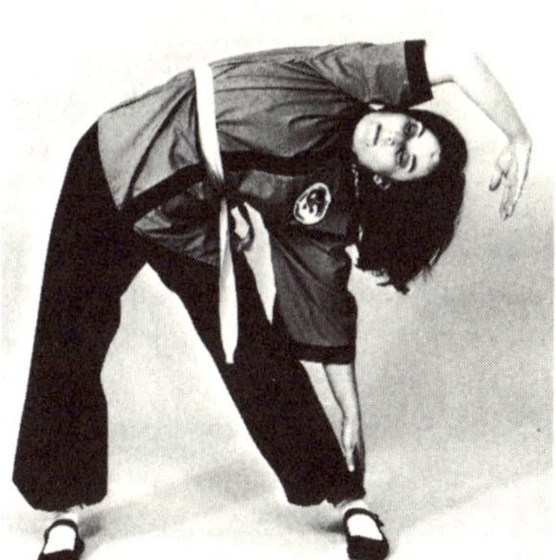

Übung 29: Leopard-Stellung (Pao Shih)

Ausgangsstellung
Wie in Übung 26.

Grundübung
1. *Einatmen* – heben Sie dabei die Arme bis auf Schulterhöhe an, beugen Sie gleichzeitig das linke Knie und verlagern Sie das meiste Gewicht auf das linke Bein.
2. *Ausatmen* – drehen Sie dabei den Kopf und schauen Sie zur linken Hand.
3. *Einatmen* – drehen Sie dabei den Kopf nach vorne zurück.
4. *Ausatmen* – drehen Sie dabei den Kopf und schauen Sie zur rechten Hand.
5. *Einatmen* – drehen Sie dabei den Kopf nach vorne zurück.
6. *Ausatmen* – richten Sie dabei den Körper auf, verteilen Sie das Gewicht gleichmäßig auf beide Beine und lassen Sie die Arme in die Ausgangsstellung zurücksinken.

Wiederholen Sie den Ablauf, indem Sie »rechts« anstelle von »links« einsetzen und umgekehrt.
Wiederholen Sie die Grundübung noch einmal.

Erweiterung
Die Atmung bleibt während der Erweiterung normal.
1. Wie Grundübung.
2. Wie Grundübung, aber nachdem Sie den Kopf gedreht haben, um zur Hand zu schauen, beugen Sie ihn noch nach vorne und versuchen, unter die linke Achselhöhle zu schauen. Drehen Sie gleichzeitig die Handgelenke, so daß die Fingerspitzen nach unten zeigen.
3. Heben Sie den Kopf, so daß Sie wieder nach vorne schauen, und drehen Sie die Handgelenke zurück, bis sie sich wieder in der Position Nr. 1 befinden.
4. Wie Grundübung, aber nachdem Sie den Kopf gedreht haben, um nach rechts zu sehen, beugen Sie ihn noch nach vorne und versuchen, unter die rechte Achselhöhle zu schauen. Drehen Sie gleichzeitig wieder die Handgelenke, damit die Finger nach unten zeigen.

5. Drehen Sie die Handgelenke zurück und heben Sie den Kopf, damit Sie wieder nach vorne schauen.
6. Wie Grundübung.

Wiederholen Sie den Ablauf noch einmal, indem Sie »rechts« anstelle von »links« einsetzen und umgekehrt.

Wiederholen Sie die Erweiterung noch einmal.

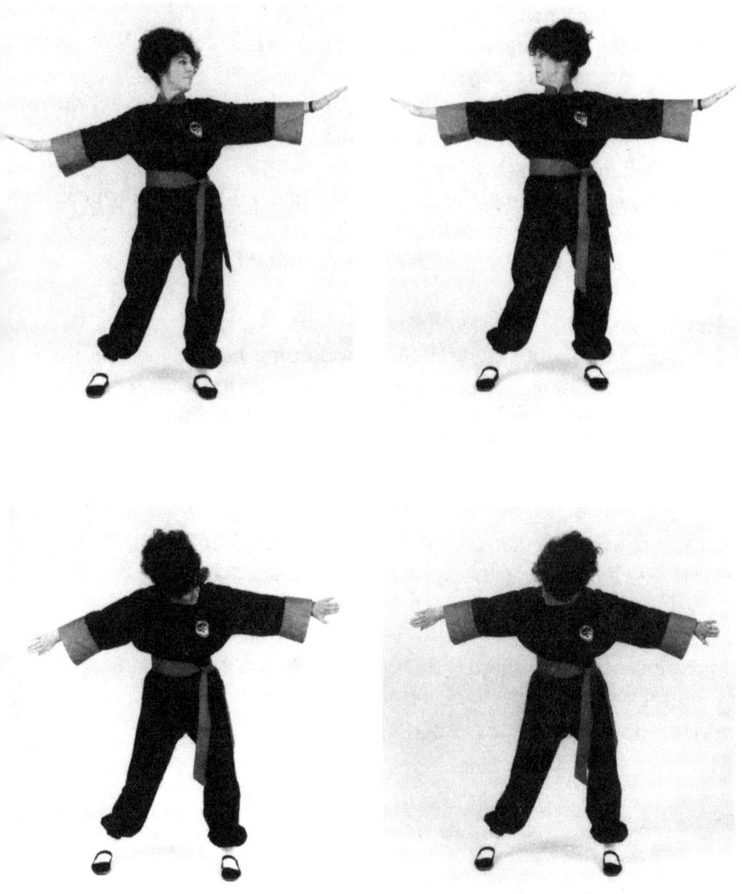

Übung 30: Leopard-Stellung (Pao Shih)

Ausgangsstellung
Wie in Übung 26.

Grundübung
1. *Einatmen* – machen Sie dabei mit dem linken Fuß einen Schritt zur Seite, beugen Sie das linke Knie und schwingen Sie die Arme bis in Taillenhöhe nach rechts.
2. *Ausatmen* – bewegen Sie dabei den linken Fuß und die Arme in die Ausgangsstellung zurück.
3. *Einatmen* – machen Sie dabei mit dem rechten Fuß einen Schritt zur Seite, beugen Sie das rechte Knie und schwingen Sie die Arme bis in Taillenhöhe nach links.
4. *Ausatmen* – bewegen Sie dabei den rechten Fuß und die Arme in die Ausgangsstellung zurück.

Wiederholen Sie die Grundübung noch einmal.

Erweiterung
Die Atmung bleibt während der Erweiterung normal.
1. Wie Grundübung, beugen Sie zusätzlich noch das rechte Knie, so daß es den Boden berührt, während der rechte Fuß ganz auf dem Boden bleibt.
2. Strecken Sie das rechte Bein und gehen Sie in die Ausgangsstellung zurück.
3. Machen Sie mit dem rechten Fuß einen Schritt zur Seite, beugen Sie das rechte Knie, schwingen Sie die Arme nach links. Beugen Sie zudem das linke Knie, daß es den Boden berührt, der linke Fuß bleibt am Boden.
4. Strecken Sie das linke Bein und gehen Sie in die Ausgangsstellung zurück.

Wiederholen Sie die Erweiterung noch einmal.

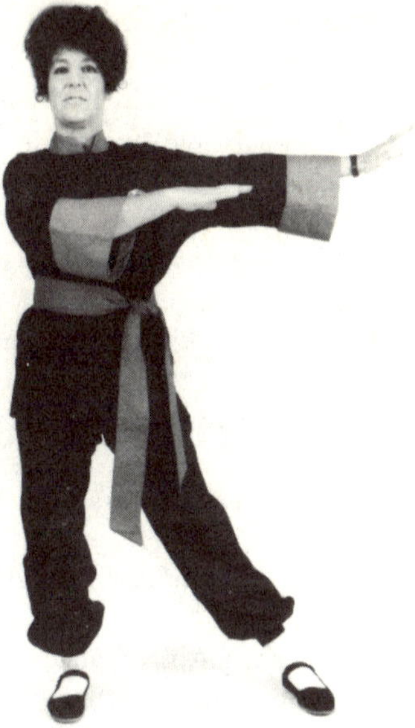

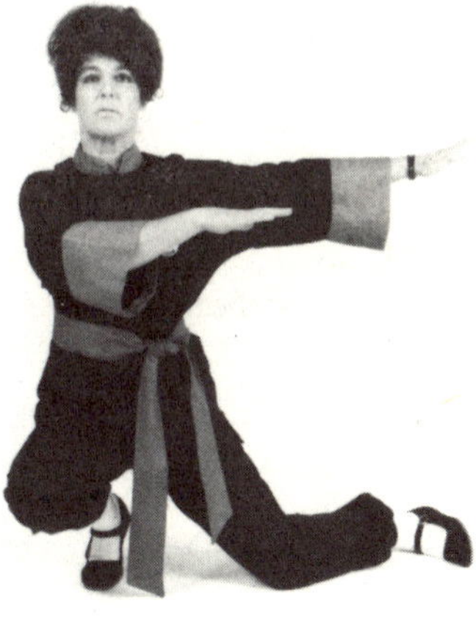

Übung 31: Reitendes-Pferd-Stellung (Ch'i Ma Shih)

Ausgangsstellung
Stehen Sie aufrecht, die Füße sind zusammen, und lassen Sie die Arme locker seitlich herabhängen.

Grundübung
1. *Einatmen* – machen Sie dabei mit dem linken Fuß einen Schritt zur Seite und beugen Sie die Knie so weit, daß die Oberschenkel beinahe parallel zum Boden sind.
2. *Ausatmen* – heben Sie dabei die Arme direkt vor die Brust bis auf Schulterhöhe an.
3. *Einatmen* – lassen Sie dabei die Arme wieder nach unten sinken und strecken Sie die Beine.
4. *Ausatmen* – führen Sie dabei den linken Fuß zurück in die Ausgangsstellung.

5.–8. Wiederholen Sie den oben beschriebenen Ablauf, indem Sie »rechts« anstelle von »links« einsetzen und umgekehrt.

Wiederholen Sie die Grundübung noch einmal.

Erweiterung
Die Atmung bleibt während der Erweiterung normal.
1. Wie Grundübung.
2. Führen Sie dabei die Arme nach oben, bis die Finger zur Decke zeigen, gleichzeitig führen Sie das Gesäß so weit es geht zum Boden, indem Sie die Knie noch weiter beugen.
3. Wie Grundübung.
4. Wie Grundübung.

5.–8. Wiederholen Sie diesen Ablauf noch einmal, indem Sie »rechts« anstelle von »links« einsetzen und umgekehrt.

Wiederholen Sie die Erweiterung noch einmal.

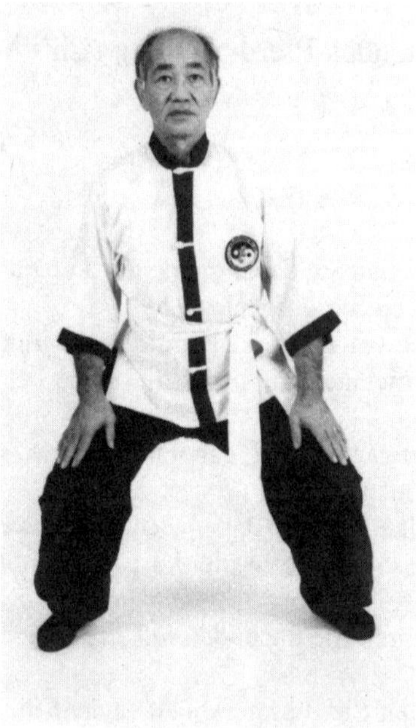

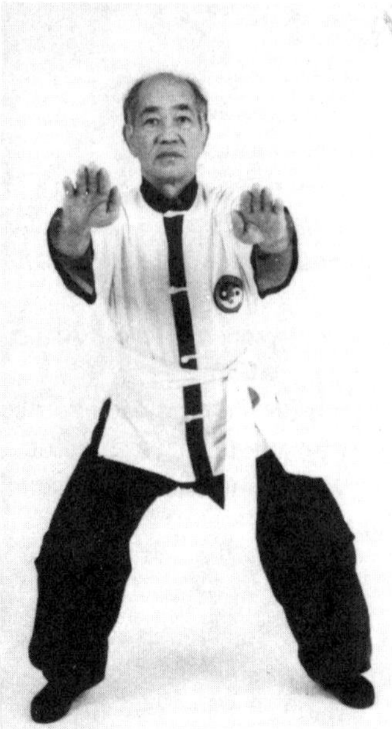

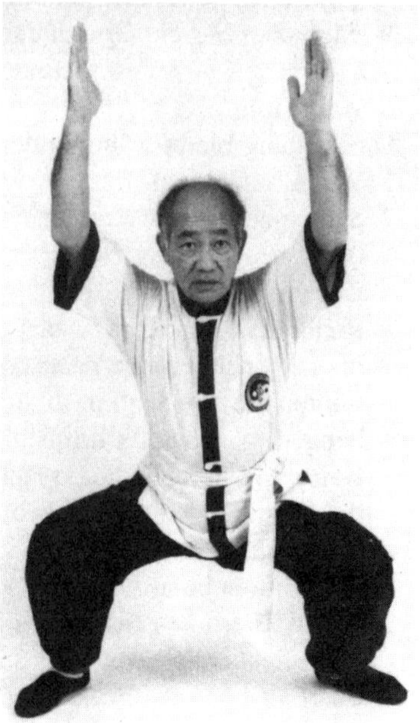

Übung 32: Reitendes-Pferd-Stellung (Ch'i Ma Shih)

Ausgangsstellung
Wie in Übung 31.

Grundübung
1. *Einatmen* – machen Sie dabei mit dem linken Fuß einen Schritt zur Seite und beugen Sie die Knie.
2. *Ausatmen* – schwingen Sie dabei die Arme direkt nach hinten.
3. *Einatmen* – schwingen Sie dabei die Arme bis auf Schulterhöhe nach vorne.
4. *Ausatmen* – beugen Sie sich dabei nach vorne, so daß die Fingerspitzen den Boden berühren.
5. *Einatmen* – richten Sie sich dabei wieder auf, strecken Sie die Beine und lassen Sie die Arme in die Ausgangsstellung zurückschwingen.
6. *Ausatmen* – führen Sie dabei den linken Fuß in die Ausgangsstellung zurück.

7.–12. Wiederholen Sie diesen Ablauf, indem Sie »rechts« anstelle von »links« einsetzen und umgekehrt.

Wiederholen Sie die Grundübung noch einmal.

Erweiterung
Die Atmung bleibt während der Erweiterung normal.
1. Wie Grundübung.
2. Schwingen Sie die Arme nach hinten und dann so weit es geht nach oben, beugen Sie gleichzeitig den Kopf nach hinten, so daß Sie zur Decke schauen.
3. Richten Sie den Kopf wieder auf, gleichzeitig schwingen die Arme bis auf Schulterhöhe nach vorne.
4. Führen Sie den Kopf nach vorne, während Sie sich tief nach vorne beugen, gleichzeitig bringen Sie die Arme an die Innenseiten der Beine. Greifen Sie die Fußgelenke von hinten und ziehen Sie dann die Schultern so weit es geht nach unten.
5. Wie Grundübung.
6. Wie Grundübung.

7.–12. Wiederholen Sie diesen Ablauf, indem Sie »rechts« anstelle von »links« einsetzen und umgekehrt.

Wiederholen Sie die Erweiterung noch einmal.

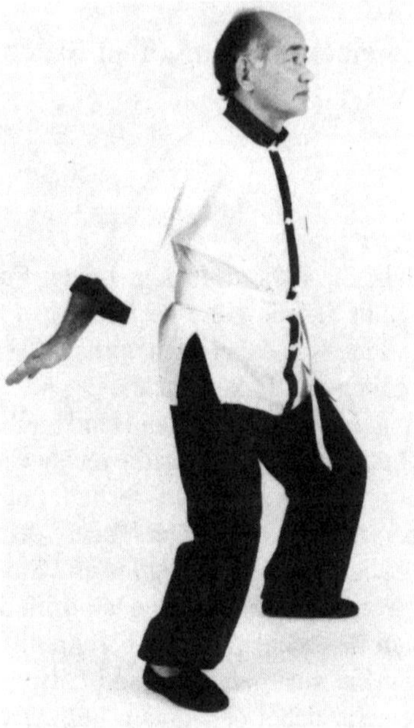

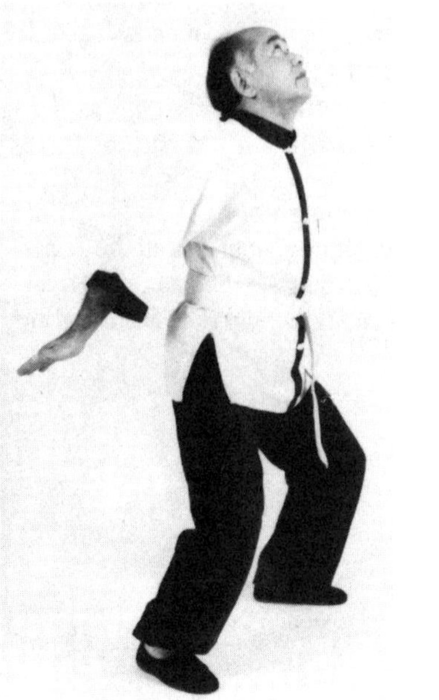

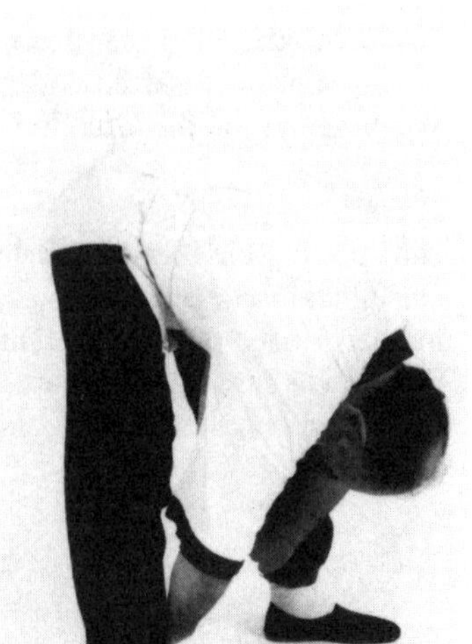

Übung 33: Bein-Dreieck-Stellung (T'ui Sanchiao Shih)

Ausgangsstellung
Wie in Übung 31.

Grundübung

1. *Einatmen* – machen Sie dabei mit dem linken Fuß einen Schritt nach links und halten Sie die Knie gestreckt.
2. *Ausatmen* – beugen Sie sich dabei nach vorne und berühren Sie mit den Händen die Zehen des linken Fußes.
3. *Einatmen* – die Fingerspitzen der linken Hand bleiben dabei an den Zehen des linken Fußes und Sie führen die rechte Hand nach rechts, so daß die Fingerspitzen die Zehen des rechten Fußes berühren.
4. *Ausatmen* – dabei halten die Fingerspitzen der rechten Hand Kontakt mit den Zehen des rechten Fußes und Sie schwingen den linken Arm nach rechts, so daß die Fingerspitzen der linken Hand ebenfalls die Zehen des rechten Fußes berühren.
5. *Einatmen* – richten Sie sich dabei auf und entspannen Sie sich.
6. *Ausatmen* – führen Sie dabei den linken Fuß zurück in die Ausgangsstellung.

7.–12. Wiederholen Sie diesen Ablauf, indem Sie »rechts« anstelle von »links« einsetzen und umgekehrt.

Wiederholen Sie die Grundübung noch einmal.

Erweiterung
Die Atmung bleibt während der Erweiterung normal.
Der Ablauf ist derselbe wie in der Grundübung, aber anstatt die Zehen mit den Fingerspitzen zu berühren, versuchen Sie diesmal, die Handflächen vor den Zehen auf den Boden zu legen, während Sie die Knie dabei gestreckt lassen.

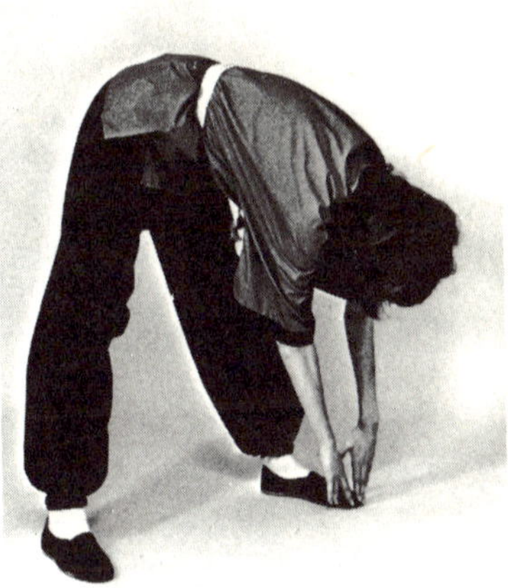

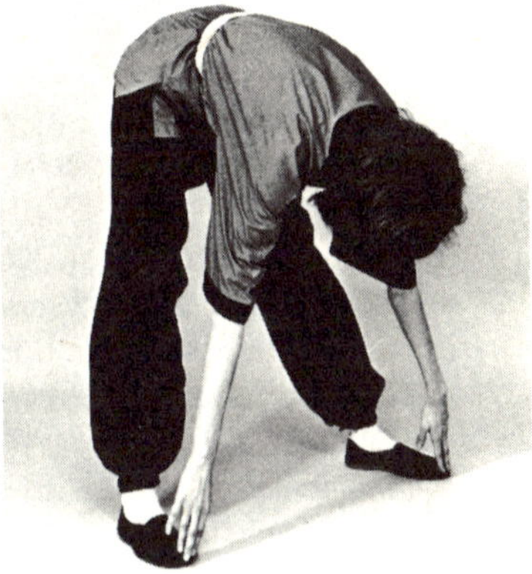

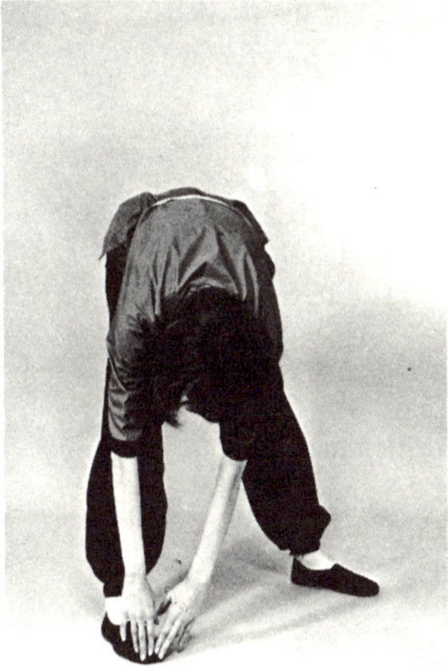

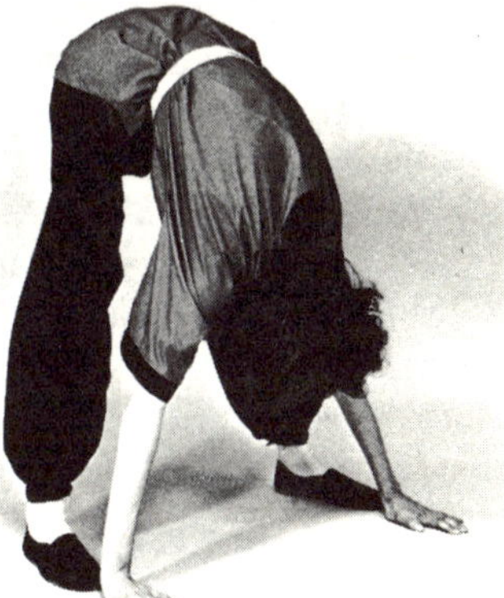

Übung 34: Bein-Dreieck-Stellung (T'ui Sanchiao Shih)

Ausgangsstellung
Wie in Übung 31.

Grundübung
1. *Einatmen* – machen Sie dabei mit dem linken Fuß einen Schritt nach links, gleichzeitig heben Sie die Arme bis auf Schulterhöhe seitlich hoch.
2. *Ausatmen* – beugen Sie sich dabei nach unten und zur rechten Seite und führen Sie die Finger der linken Hand neben dem kleinen Zeh des rechten Fußes auf den Boden. Die Beine sind gestreckt und der rechte Arm schwingt auf natürliche Weise in der Drehbewegung der Schulter mit.
3. *Einatmen* – richten Sie sich dabei wieder auf und halten Sie die Arme auf Schulterhöhe.
4. *Ausatmen* – lassen Sie dabei die Arme nach unten sinken und gehen sie mit dem linken Fuß in die Ausgangsstellung zurück.

5.–8. Wiederholen Sie den oben beschriebenen Ablauf, indem Sie »rechts« anstelle von »links« einsetzen und umgekehrt.

Wiederholen Sie die Grundübung noch einmal.

Erweiterung
Die Atmung bleibt während der Erweiterung normal.
1. Wie Grundübung.
2. Wie Grundübung, drehen Sie zusätzlich noch den Kopf, so daß Sie nach oben zu den Fingern der rechten Hand schauen.
3. Wie Grundübung.
4. Wie Grundübung.

5.–8. Wiederholen Sie diesen Ablauf, indem Sie »rechts« anstelle von »links« einsetzen und umgekehrt.

Wiederholen Sie die Erweiterung noch einmal.

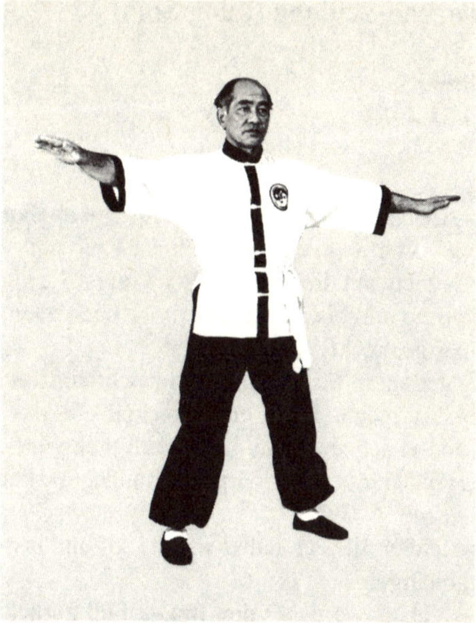

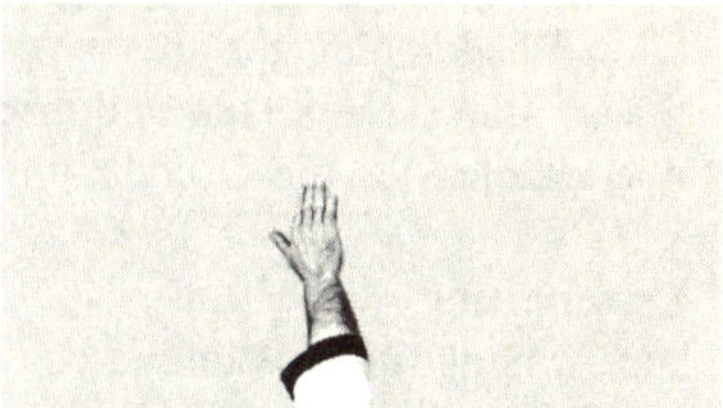

Übung 35: Drache-Stellung (Lung Shih)

Ausgangsstellung
Wie in Übung 31.

Grundübung
1. *Einatmen* – machen Sie dabei mit dem linken Fuß eineinhalb Schritte nach vorne, beugen Sie das linke Knie und verlagern Sie das meiste Gewicht auf dieses Bein. Schwingen Sie gleichzeitig die Arme nach vorne und bis auf Schulterhöhe nach oben. Das hintere Bein ist dabei gestreckt.
2. *Ausatmen* – verlagern Sie dabei das Gewicht auf das rechte Bein, beugen Sie das rechte Knie und strecken Sie das linke Bein. Schwingen Sie gleichzeitig die Arme nach unten und nach hinten, bis sich die Hände hinter dem Körper befinden, und beugen Sie sich dabei nach vorne.
3. *Einatmen* – richten Sie sich dabei wieder auf und lassen die Arme seitlich herabhängen.
4. *Ausatmen* – ziehen Sie dabei den linken Fuß zurück in die Ausgangsstellung.

5.–8. Wiederholen Sie diesen Ablauf, indem Sie »rechts« anstelle von »links« einsetzen und umgekehrt.

Wiederholen Sie die Grundübung noch einmal.

Erweiterung
Die Atmung bleibt während der Erweiterung normal.
1. Wie Grundübung, diesmal führen Sie aber die Arme über den Kopf und lehnen sich so weit wie möglich zurück, während das Gewicht auf dem vorderen Bein bleibt.
2. Wie Grundübung, beugen Sie sich so weit wie möglich nach vorne und bringen Sie gleichzeitig den Kopf zum vorderen Knie. Die Arme schwingen dabei so weit es geht nach oben und nach vorne.
3. Wie Grundübung.
4. Wie Grundübung.

5.–8. Wiederholen Sie diesen Ablauf, indem Sie »rechts« anstelle von »links« einsetzen und umgekehrt.

Wiederholen Sie die Erweiterung noch einmal.

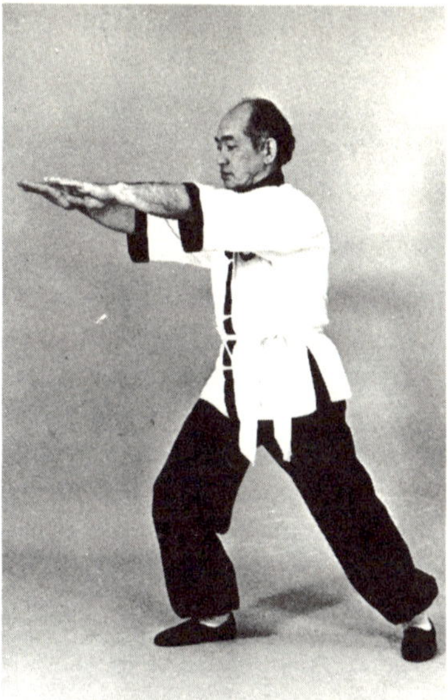

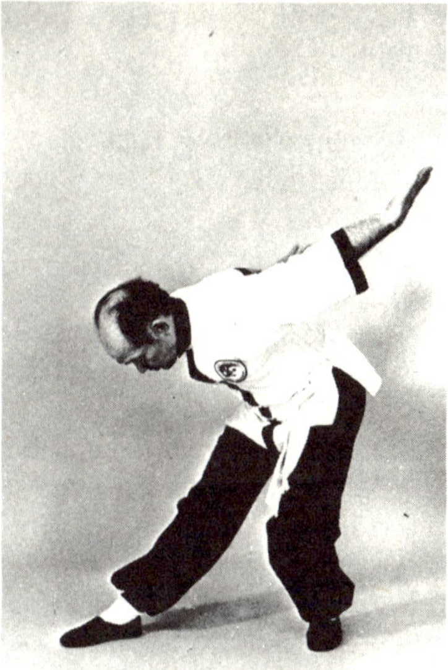

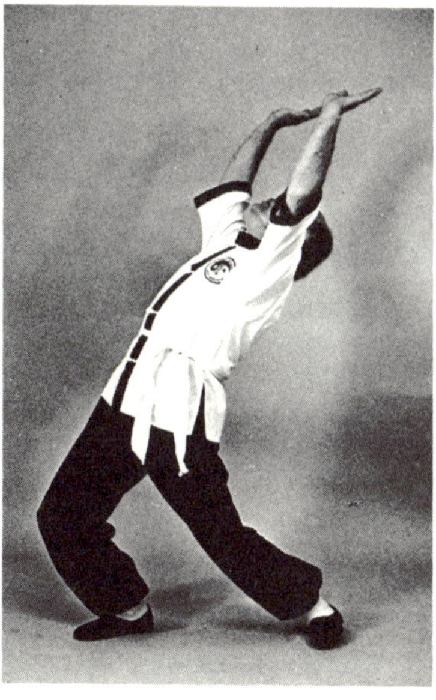

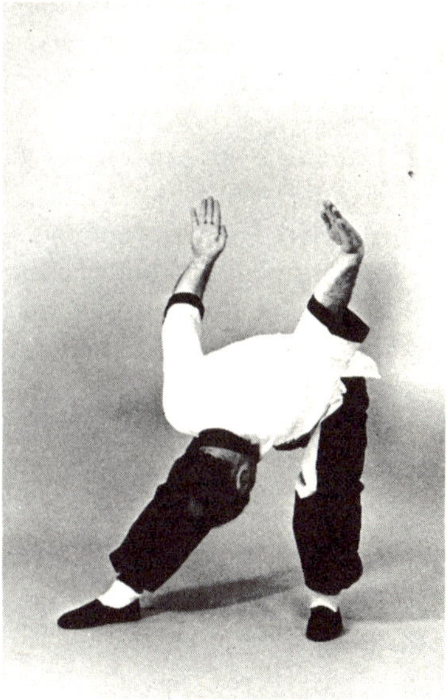

Übung 36: Gekreuztes-Bein-Stellung (Ch'iao Cho T'ui Shih)

Ausgangsstellung
Wie in Übung 31.

Grundübung
1. *Einatmen* – kreuzen Sie dabei das rechte Bein vor dem linken und berühren Sie mit den Zehen des rechten Fußes leicht den Boden.
2. *Ausatmen* – führen Sie dabei das rechte Bein zurück in die Ausgangsstellung.
3. *Einatmen* – kreuzen Sie dabei das linke Bein vor dem rechten und berühren Sie mit den Zehen des linken Fußes leicht den Boden.
4. *Ausatmen* – führen Sie dabei das linke Bein zurück in die Ausgangsstellung.

Wiederholen Sie die Grundübung noch einmal.

Erweiterung
Die Atmung bleibt während der Erweiterung normal.
1. Wie Grundübung, bringen Sie dann die Arme seitlich bis auf Schulterhöhe und heben Sie die Brust so weit es geht. Führen Sie gleichzeitig die rechte Ferse auf den Boden, so daß die Rückseite des rechten Knies kräftig gegen die Vorderseite des linken Knies drückt.
2. Gehen Sie mit dem rechten Bein und den Armen in die Ausgangsstellung zurück.
3. Wie Nr. 1 der Erweiterung, setzen Sie nur »links« anstelle von »rechts« ein und umgekehrt.
4. Gehen Sie in die Ausgangsstellung zurück.

Wiederholen Sie die Erweiterung noch einmal.

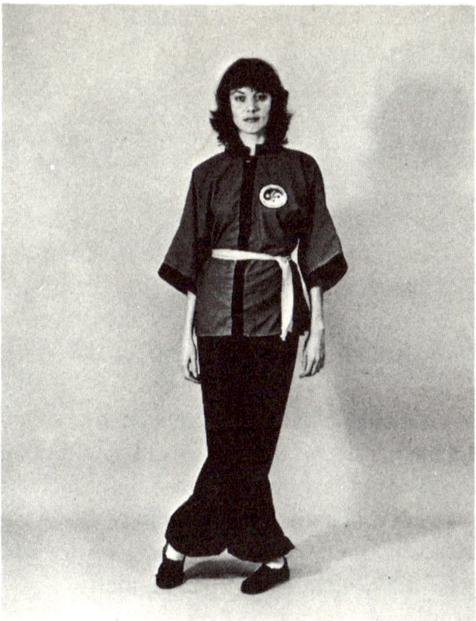

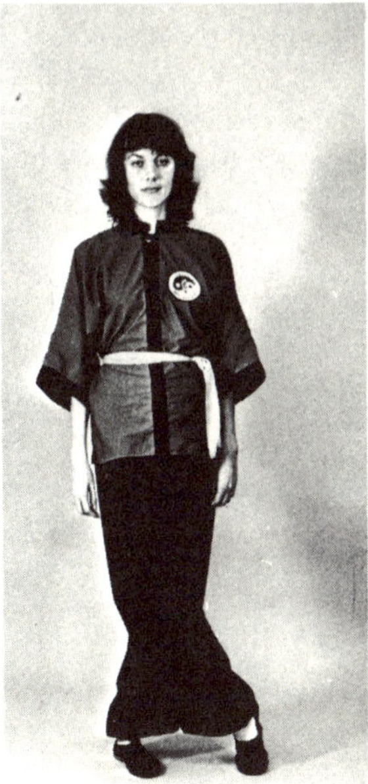

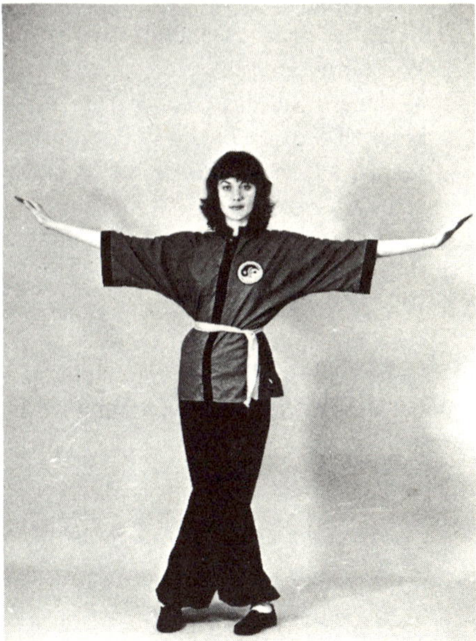

Übung 37: Gekreuztes-Bein-Stellung (Ch'iao Cho T'ui Shih)

Ausgangsstellung
Wie in Übung 31.

Grundübung
1. *Einatmen* – kreuzen Sie dabei das rechte Bein vor dem linken, die Zehen des rechten Fußes berühren leicht den Boden. Heben Sie gleichzeitig die Arme seitlich bis auf Schulterhöhe an.
2. *Ausatmen* – gehen Sie dabei langsam in die Ausgangsstellung zurück.
3. *Einatmen* – kreuzen Sie dabei das linke Bein vor dem rechten, die Zehen des linken Fußes berühren leicht den Boden. Heben Sie gleichzeitig die Arme seitlich bis auf Schulterhöhe an.
4. *Ausatmen* – gehen Sie dabei langsam in die Ausgangsstellung zurück.

Wiederholen Sie die Grundübung noch einmal.

Erweiterung
Denken Sie daran, während der Erweiterung normal zu atmen.
1. Wie Grundübung.
2. Verlagern Sie das Gewicht auf die Zehen des rechten Fußes und knicken Sie den linken Fuß seitlich ab. Verlagern Sie das Gewicht zurück auf das linke Bein und knicken Sie jetzt den rechten Fuß seitlich ab.
3. Gehen Sie in die Ausgangsstellung zurück.
4. Wie Grundübung.
5. Wie in Nr. 2 der Erweiterung, aber setzen Sie »links« anstelle von »rechts« ein und umgekehrt.
6. Gehen Sie in die Ausgangsstellung zurück.

Wiederholen Sie die Erweiterung noch einmal.

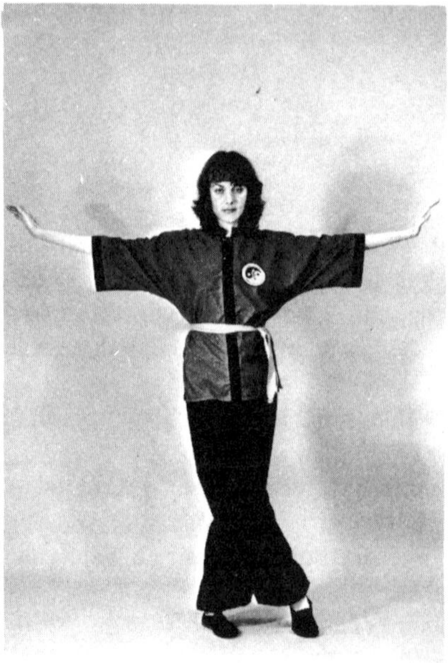

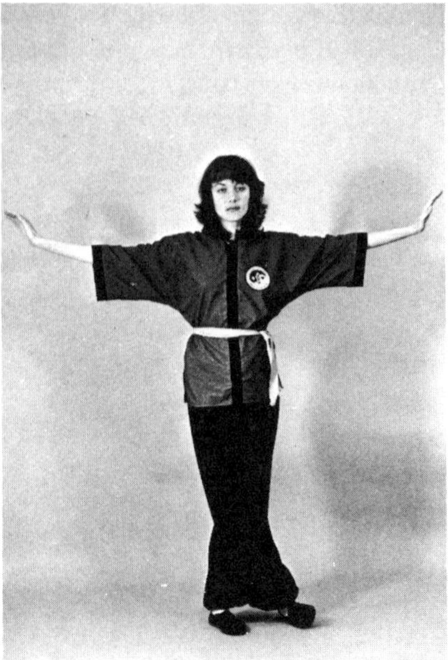

Übung 38: Schere-Stellung (Chien Tao Shih)

Ausgangsstellung

Wie in Übung 31.

Grundübung

1. *Einatmen* – verlagern Sie dabei das Gewicht auf das linke Bein und schwingen Sie den rechten Fuß seitlich hinter den linken. Heben Sie gleichzeitig die Arme bis auf Schulterhöhe seitlich an und beugen Sie die Knie, so daß das rechte Knie die linke Wade berührt.
2. *Ausatmen* – strecken Sie dabei langsam die Beine und gehen Sie in die Ausgangsstellung zurück.
3. *Einatmen* – wie Nr. 1, aber setzen Sie »rechts« anstelle von »links« ein und umgekehrt.
4. *Ausatmen* – strecken Sie dabei die Beine und gehen Sie in die Ausgangsstellung zurück.

Wiederholen Sie die Grundübung noch einmal.

Erweiterung

Denken Sie daran, während der Erweiterung normal zu atmen.
Der Ablauf der Erweiterung in dieser Übung ist derselbe wie in der Grundübung, nur beugen Sie diesmal das Knie des hinteren Beines, bis es die Ferse des vorderen Fußes berührt.

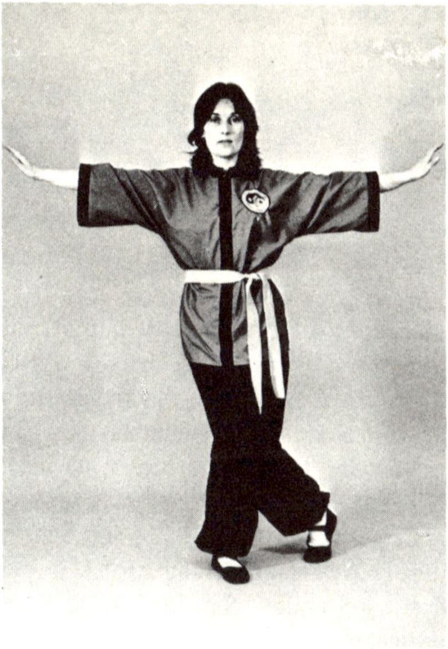

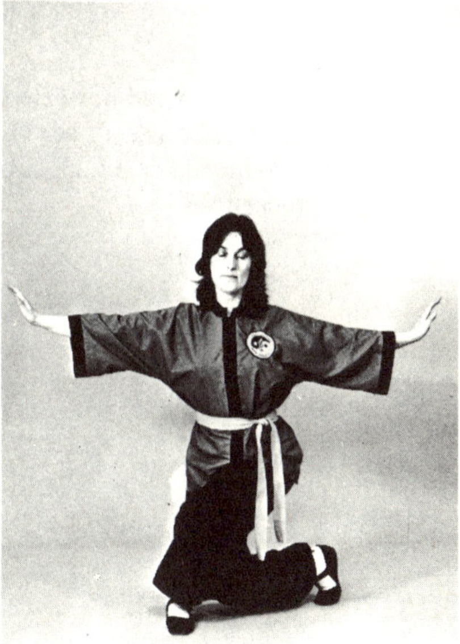

Übung 39: Ente-Stellung (Ya Shih)

Ausgangsstellung
Wie in Übung 31.

Grundübung
1. *Einatmen* – machen Sie dabei mit dem linken Fuß einen Schritt nach hinten, verlagern Sie das Gewicht auf das linke Bein und beugen Sie das linke Knie.
2. *Ausatmen* – schwingen Sie dabei die Arme nach vorne und bis auf Schulterhöhe nach oben.
3. *Einatmen* – verlagern Sie dabei das Gewicht auf das rechte Bein und heben Sie die rechte Ferse vom Boden, so daß jetzt das Gewicht auf den Zehen ruht. Schwingen Sie gleichzeitig die Arme nach hinten.
4. *Ausatmen* – machen Sie dabei mit dem linken Fuß einen Schritt nach vorne und gehen Sie in die Ausgangsstellung zurück.

5.–8. Wiederholen Sie diesen Ablauf, indem Sie »rechts« anstelle von »links« einsetzen und umgekehrt.

Wiederholen Sie die Grundübung noch einmal.

Erweiterung
Denken Sie daran, während der Erweiterung normal zu atmen.
Der Ablauf ist derselbe wie in der Grundübung, mit dem einzigen Unterschied, daß Sie mit dem Fuß, auf dem das Gewicht ruht, kräftig nach unten drücken.

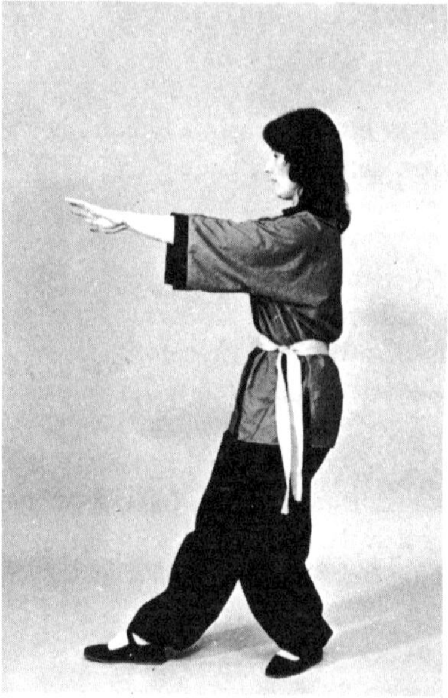

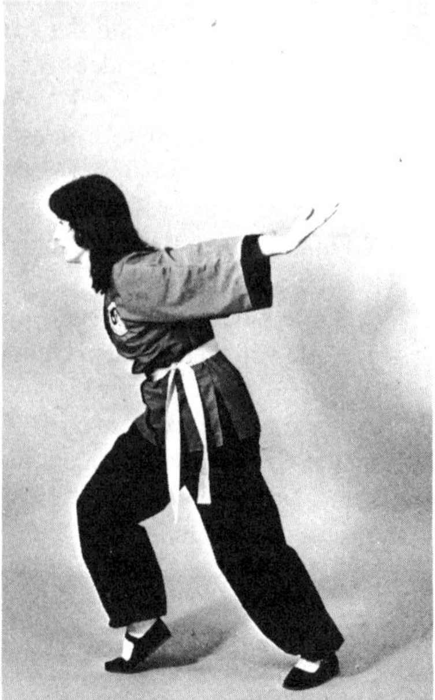

Übung 40: Huhn-Stellung (Hsiao Chi Shih)

Ausgangsstellung
Stehen Sie aufrecht, mit den Füßen etwas mehr als Schulterbreite auseinander und den Händen neben den Oberschenkeln.

Grundübung
1. *Einatmen* – drehen Sie sich dabei auf den Fußballen nach links. Halten Sie den Körper aufrecht und beugen Sie das rechte Knie, bis es sich etwa 3 Zentimeter über dem Boden befindet.
2. *Ausatmen* – strecken Sie dabei die Beine und drehen Sie sich nach vorne zurück.
3. *Einatmen* – drehen Sie sich dabei auf den Fußballen nach rechts. Halten Sie den Körper aufrecht und beugen Sie das linke Knie, bis es sich etwa 3 Zentimeter über dem Boden befindet.
4. *Ausatmen* – strecken Sie dabei die Beine und drehen Sie sich nach vorne zurück.

Wiederholen Sie die Grundübung noch einmal.

Erweiterung
Denken Sie daran, während der Erweiterung normal zu atmen.
1. Wie Grundübung, nachdem Sie das rechte Knie gebeugt haben, legen Sie jetzt noch die Hände auf den linken Oberschenkel. Beugen Sie den Kopf so weit es geht nach hinten und drücken Sie den Bauch nach vorne.
2. Um das Strecken der Beine zu unterstützen, drücken Sie kräftig mit den Füßen auf den Boden. Drehen Sie sich wieder nach vorne in die Ausgangsstellung.
3. Wie Grundübung, nachdem Sie das linke Knie gebeugt haben, legen Sie jetzt noch die Hände auf den rechten Oberschenkel. Beugen Sie den Kopf so weit wie möglich nach hinten und drücken Sie den Bauch nach vorne.
4. Strecken Sie die Beine, indem Sie mit den Händen kräftig auf den Oberschenkel drücken, und drehen Sie sich wieder nach vorne in die Ausgangsstellung.

Wiederholen Sie die Erweiterung noch einmal.

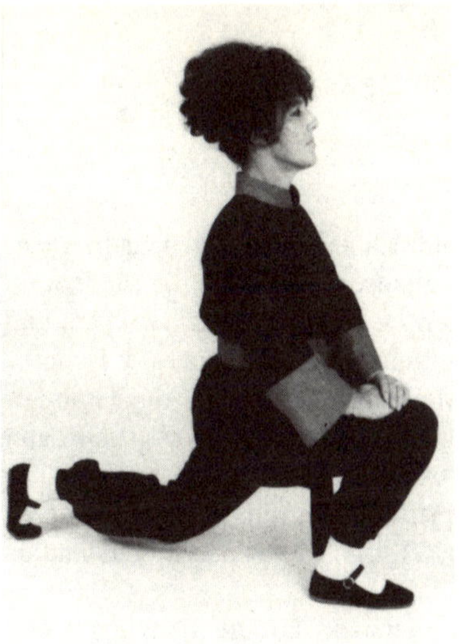

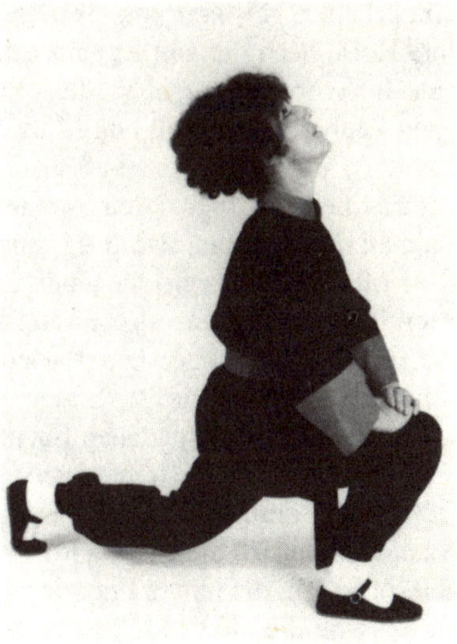

9. Meditation

Obwohl sie sich sehr intensiv bemüht haben, Meditieren zu erlernen, wurden viele Menschen dennoch enttäuscht. Dabei ist die Meditation einfach, vorausgesetzt, sie geschieht aus den richtigen Gründen und mit der Unterstützung eines guten Meisters oder Lehrers. Beschäftigen Sie sich eingehend mit der Meditation, damit Sie das Grundlegende erfassen, sich über die eigenen Ziele klar werden und dann unter Anleitung planen können, wie sie diese erreichen. Ein guter Lehrer wird dafür sorgen, daß Sie jede Stufe gründlich und in der für Sie richtigen Zeitspanne durchlaufen und ein genaues Verständnis entwickeln.

Zum Geist können Sie über den Verstand kommen, und um den Verstand zu erreichen, müssen Sie den Bahnen Ihres Körpers folgen. Sie müssen für eine lange Reise des Geistes vorbereitet sein und die erforderlichen Energien in ausreichendem Maße zur Verfügung haben – genauso wie ein Auto oder ein Flugzeug Treibstoff benötigt. Denken Sie daran, daß Sie während der Meditation eine enorme Menge körperlicher, geistiger und seelischer Energie benötigen, auch wenn Ihre Reise nach der Uhr nur ein paar Minuten dauert. Deshalb ist es eine Ihrer ersten Aufgaben, Ihre Energien aufzubauen. Dieser Vorgang kann durch die Ch'ang Ming-Diät unterstützt werden (siehe 4. Kapitel), um den Überschuß an Yin, den andere Ernährungsarten verursachen, zu reduzieren, sowie durch die Öffnung der inneren Bahnen des Körpers, damit die innere Energie richtig fließen kann. K'ai Men und die verschiedenen im 5. Kapitel empfohlenen tiefen Atemübungen (besonders die Yang-Übungen) helfen dabei, die Energie im Tan T'ien oder Unterbauch aufzubauen. Während Sie sich weiterentwickeln, wird es Ihnen möglich sein, diese Energie zu nutzen, sie auf verschiedenen Ebenen Ihres Körpers zu kontrollieren und dadurch auch eine höhere geistige Kontrolle zu entwickeln. Dies läßt Sie auf dem geistigen Weg weiterkommen.

Nachdem Sie sich die Ch'ang Ming-Ernährung zu eigen gemacht und gelernt haben, die innere Energie zu pflegen, müssen Sie als nächstes lernen, wie Sie die makrokosmische oder äußere Energie kontrollie-

ren und nutzbar machen können. Sobald Sie die innere und äußere Energie in einem Punkt hinter Ihren Augen harmonisieren können, wird das Bewußtsein eine Brücke zur Bewußtheit sein, und die Erleuchtung ist nicht mehr weit entfernt.
Es gibt über zwanzig Formen der taoistischen Meditation (Mo Hsiang), aber um sie auszuüben, müssen Sie in der Lage sein, Ihre innere und äußere Energie zu lenken und zu kontrollieren. Das wird Ihnen eine enorme dynamische Kraft geben, die darüber hinaus in großem Maße heilend wirkt.
Ruhig zu sitzen – wenn möglich täglich zur gleichen Zeit – in einem Raum, in dem Sie nicht gestört werden, ist einer der einfachsten Wege, mit der Meditation zu beginnen. Ein Fenster sollte dabei etwas geöffnet sein, um frische Luft herein zu lassen, vermeiden Sie jedoch Durchzug. Sie können auf einem Stuhl sitzen, oder mit gekreuzten Beinen auf dem Boden. Sie können sich auch in den Lotus-Sitz begeben, der ideal zum Meditieren ist, da er für eine vollkommene Balance sorgt. Im Folgenden wird davon ausgegangen, daß Sie mit gekreuzten Beinen auf dem Boden sitzen.
Lockern Sie Ihre Kleidung, besonders die Gürtel, und entspannen Sie Körper und Geist. Wenn Sie sitzen, dann kreuzen Sie das linke Bein dicht vor dem rechten – das bedeutet, daß das Yin das Yang umschließt. Die linke Hand wird auf die Handfläche der rechten gelegt, Daumen und Mittelfinger der linken Hand berühren sich dabei und der Daumen der rechten Hand ruht flach in der Mitte der linken Handfläche. Die Handflächen zeigen dabei nach oben. Diese Haltung sorgt dafür, daß im oberen Kreis des Körpers das Yang das Yin umgibt. Durch diese Sitzhaltung umschließen Sie die acht psychischen Bahnen und Zentren des Körpers, davon befinden sich vier in der unteren und vier in der oberen Körperhälfte. Diese Kreise erzeugen Harmonie und ständigen Energiefluß in ihren eigenen individuellen Bahnen.
Bevor Sie mit der Meditation beginnen, seien Sie völlig sicher, daß in Ihnen keine emotionale Anspannung ist, sondern daß Sie sich innerlich völlig ruhig und gelassen fühlen. Sie sollten auch keine Beschwerden oder Schmerzen haben, da dies die Konzentration beeinträchtigt. Ferner ist es nicht ratsam, sich ein Ziel oder eine Zielrichtung zu setzen, da dies dazu verleitet, sich zu viel abzuverlangen. Versuchen Sie, in Ihren Gründen für die Meditation nicht zu festgelegt zu sein, da dies Emotionen hervorrufen und das Nervensystem beeinträchtigen könnte. Viele Menschen versuchen zu meditieren, um

Frieden und Gelassenheit zu erlangen, während sich andere wünschen, dieser Welt und den Realitäten des eigenen Lebens zu entfliehen – wobei sie natürlich vergessen, daß sie danach wieder in derselben Situation sind, die sie hinter sich lassen wollten. Die Meditation sollte keine Entschuldigung sein, sondern ein ernsthaftes Bestreben, mit dem eigenen Geist in Harmonie zu kommen und durch diesen mit der geistigen Welt, die sich jenseits davon befindet.
Es gibt verschiedene Möglichkeiten mit geschlossenen und mit geöffneten Augen zu meditieren. Darüber hinaus können Sie nicht nur mittels des Verstandes, sondern ebenso auch mittels des Geistes meditieren. Eine Meditationsform, der »visuelle Transport«, ermöglicht es, mittels der Augen, des Verstandes und des Geistes zu meditieren, und gleichzeitig der täglichen Arbeit nachzugehen.
Es ist eine goldene Regel für Anfänger, ihre Aufmerksamkeit nicht einen längeren Zeitraum auf einen Gegenstand zu richten. Es ist besser, mit geschlossenen Augen den Verstand zu konzentrieren, als auf eine brennende Kerze zu starren, da das letztere nicht nur die Augen schwächen und die Energie verschwenden kann, die Sie im Anfangsstadium besser bewahren sollten, sondern auch die Sinne in ein falsches Gefühl von Leistung irreleiten kann.
Um zu beginnen, sitzen Sie also wie zuvor beschrieben mit gekreuzten Beinen ruhig auf dem Boden. Legen Sie die Zunge oben an den Gaumen und halten Sie die Augen ein wenig offen (gerade ausreichend, um einen kleinen Lichtschimmer durchzulassen). Schauen Sie den Nasenrücken entlang nach unten. Konzentrieren Sie sich als nächstes auf irgendein beliebiges Objekt und halten es, sobald Sie sich darauf eingestellt haben, solange wie möglich vor Ihrem geistigen Auge.
Nehmen wir einmal an, daß Sie sich auf ein altes Segelboot konzentriert haben. Sobald Sie das Bild vor dem geistigen Auge haben, beginnen Sie, die Einzelheiten zu untersuchen. Wie viele Masten hat es? Gibt es eine Galionsfigur am Bug und wenn dem so ist, welche Form hat sie? Wo ist der Anker? Sind die Luken geschlossen?
Solange Sie noch Anfänger sind, sollten Sie nie länger als fünf Minuten meditieren, weil die tiefe Konzentration Energie verbraucht. Und es ist nicht ratsam, eine große Menge »Treibstoff« zu verbrauchen, während Sie noch versuchen, die eigenen Energien zu aktivieren und zu pflegen. Sobald es Ihnen gelungen ist, sich fünf Minuten völlig auf ein Objekt zu konzentrieren, können Sie als nächstes andere

Formen erforschen, wie Sie den Verstand kontrollieren und sich sammeln können.
Sich auf einen Klang zu konzentrieren ist sehr schwer, aber es ermöglicht ein großes Maß an Verstandeskontrolle. Wenn Sie ruhig sitzen, werden Sie die ganze Zeit über den Sie umgebenden Lärm und die Geräusche hören, und wenn Sie sich genügend konzentrieren, wird es Ihnen möglich sein, eins von den Geräuschen (vielleicht das herausragendste) auszuwählen und festzuhalten, während die anderen verschwinden. Sobald Sie gelernt haben, die anderen Geräusche auszuschalten, und nur ein Geräusch dauernd festhalten können, werden Sie bemerken, daß Ihr Verstand sehr stark geworden ist.
Noch schwieriger ist es, die Konzentration auf Düfte zu lenken. Nehmen Sie eine Vase mit Blumen und stellen Sie diese direkt vor sich hin. Setzen Sie sich entspannt davor und atmen Sie tief in den Unterbauch. Versuchen Sie sich dann auf den Duft einer bestimmten Blume zu konzentrieren, so daß die anderen Düfte daneben verblassen. Auf diese Weise wird Ihre Konzentration und die Fähigkeit Ihres Verstandes enorm gestärkt.
Denken Sie daran, daß Sie sich auf eine sehr lange Reise vorbereiten, deshalb ist es wichtig, daß Sie sich richtig darauf einstellen. Vergessen Sie nicht, daß richtige Atmung für Ihre Meditation unbedingt erforderlich ist. Lernen Sie daher, tief in den Unterbauch zu atmen, wie es im fünften Kapitel beschrieben ist. Das wird Ihnen dabei helfen, die Energien aufzubauen und Gelassenheit zu erlangen.
In der Natur besteht alles aus Energie, die wiederum verschiedene Wellenlängen und Vibrationen erzeugt, deshalb ist ein Mangel an Energie auf lange Sicht gesehen verhängnisvoll. Ein Energiemangel ruft Erschöpfung hervor, was die Ursache für alle Krankheiten und Beschwerden ist. Durch eine Wiederbelebung des geschwächten Organs oder der betroffenen Körperregion wird das Symptom beseitigt, was dem Körper erlaubt, sich selbst zu kurieren. In der Meditation muß der ganze Körper dann aktiv und voller Energie sein und alle Bahnen müssen geöffnet sein, damit die Energie ungehindert fließen kann. Dann können Sie wirklich ernsthaft mit der Meditation beginnen, denn die energetische Kraft ist jetzt vorhanden, um dem Verstand zu helfen, die volle Kontrolle zu übernehmen und den Start vorzubereiten. Setzen Sie also die Prioritäten richtig und Sie werden erkennen, daß die Meditation im Bereich dessen liegt, was Ihnen möglich ist.

Sollten Sie zu den nervösen Menschen zählen oder zu denen, die sich dauernd Sorgen machen, dann ist es am Anfang besser, überhaupt nicht zu meditieren. Konzentrieren Sie sich statt dessen darauf, durch Ch'ang Ming-Diät und tiefe Atemübungen Ihre Lebenskraft aufzubauen. Sitzen Sie täglich mit geöffneten Augen ein paar Minuten ruhig da und konzentrieren Sie sich auf einen materiellen Gegenstand – einen Türgriff, eine Vase, einen Stuhl oder ähnliches – stellen Sie sich dessen Form vor, die Konturen, die Farbe und wie er gemacht ist. Schon nach wenigen Wochen werden Sie feststellen, daß Sie große Fortschritte gemacht haben und bereit sind, Ihren Geist zu sammeln, wie das zuvor beschrieben wurde.

Jeder, der richtig übt, sollte nach ein paar Monaten in der Lage sein, in die astrale Sphäre zu reisen. Es dauert jedoch viel länger, zu den himmlischen und geistigen Sphären zu gelangen. Mit Hilfe eines guten Lehrers, Geduld und persönlicher Hingabe kann selbst das von allen erreicht werden.

Noch etwas zum Schluß: Kümmern Sie sich nicht um die Menschen, die mit ihren Meditationserfolgen prahlen. In der geistigen Welt ist kein Platz für Egoisten, und was auch immer diese Menschen erfahren haben mögen, es ist wahrscheinlich nicht von Bedeutung.

Gute Reise und vielleicht begegnen wir uns einmal auf dem Weg.

10. Das Heilen

Das Tao ist Ordnung und Weg von allem im Universum, angefangen vom kleinsten Staubkörnchen bis hin zu den gewaltigen Galaxien. Im Tao ist die Balance und die Harmonie von Yin und Yang, der Zweiheit in der Einheit aller Dinge. Auch Sie sind ein Teil dieser Ordnung, und jede Krankheit, an der Sie leiden, wird hervorgerufen durch ein inneres Ungleichgewicht und kann geheilt werden. Lernen Sie mit dem Universum körperlich, geistig und seelisch zu harmonisieren, und tun Sie Ihr Bestes, um anderen Menschen zu helfen.
Vorbeugen ist besser als Heilen, und die Ch'ang Ming-Ernährung (siehe 4. Kapitel) wird Krankheiten von Ihnen fernhalten. Sollten Sie jedoch bereits unter irgendeiner Krankheit leiden, dann wird diese Ernährung dabei helfen, die Schwäche zu beseitigen, wie die folgenden Aussagen ehemaliger Patienten zeigen.

Ich habe seit 19 Jahren an Migräne gelitten. Es gab immer schwere Anfälle mit Erbrechen und Übelkeit. Manchmal mußte ich 2 Tage im Bett bleiben. Der Arzt verabreichte mir Spritzen, um die Anfälle zu lindern, es gab sonst nichts, was er tun konnte. Zum Schluß kamen die Anfälle alle 9 oder 10 Tage. Nun fühle ich mich so gut wie als Teenager. Es ist wundervoll.

Seit 23 Jahren leide ich an Multipler Sklerose. Vor 4 Jahren war es so schlimm, daß ich kaum ein Bein vor das andere setzen konnte, und nach dem letzten Schub wurden auch meine Hände ernsthaft geplagt. Ich bin jetzt Stationsgehilfin im Krankenhaus und genieße es. Ich habe so viel Energie und kann Treppen steigen. Die Multiple-Sklerose-Vereinigung in Northampton hält mich für eine Ausnahme-Frau.

Seit 3 Jahren leide ich an Arthritis, und die Ärzte sagten, sie könnten nichts für mich tun, außer mir Tabletten gegen die Schmerzen zu geben. Jetzt geht es mir viel besser, nur das obere Gelenk ist noch betroffen. Ich weiß, daß eine Heilung Zeit braucht, aber es geht mir schon viel besser.

Ich litt unter Muskelrheumatismus. Diesen Sommer konnte ich zum ersten Mal seit 3 Jahren meinen Urlaub wieder ohne Beschwerden verbringen.

Als ich zum ersten Mal kam, konnte ich nicht geradeaus sehen. Seit 4 Jahren hatte ich Migräneanfälle und die Familie litt sehr darunter. Ich habe 3 Kinder im Alter von sechs, vier und zwei Jahren. Ich schob sie in ein Zimmer und schloß die Tür, nur um etwas Ruhe und Frieden zu haben. Seit ich hierher kam, hatte ich keinen Anfall mehr. Jetzt kann ich mit meinen Kindern wieder nach draußen gehen.

Dies sind nur einige von Tausenden von Menschen, denen die Balance von Yin und Yang in ihren Körpern durch die Ch'ang Ming-Diät und die Ausführung der taoistischen Atemübungen geholfen hat. Auch K'ai Men ist von enormen Nutzen für die Gesundheit und macht ferner den Übenden die vielfältigen wirksamen Methoden der taoistischen Heilkunst zugänglich. Einige sind hier kurz beschrieben, sie können von jedem erlernt werden, der genügend Fortschritte im K'ai Men gemacht hat.

Ch'i-Heilen

Hierbei wird der Atem benutzt, der die innere Energie aktiviert und Vibrationen entlang der Meridiane hervorruft. Abhängig von der Art des Leidens kann der Atem verändert werden, um dabei zu helfen, das Ungleichgewicht an der Wurzel des Übels zu korrigieren.
Wenn Sie ein tiefes Verständnis der Yin- und Yang-Methoden der taoistischen Atmung erreicht und gelernt haben, Ihre innere Energie zu kontrollieren und weiterzuleiten, dann werden Sie in der Lage sein, einen Teil dieser Energie auf die zu übertragen, die sie benötigen. Sie brauchen sich keine Sorgen zu machen, daß Sie sich dabei selbst der Energie berauben, denn durch K'ai Men und Ch'ang Ming werden Sie immer genug Energie haben, um anderen davon abzugeben.

Chentung-Heilen

Dies ist ebenfalls eine Form des Heilens durch Vibration, auch hier werden die Meridian-Linien verwendet. Die Vibration wird durch Klangwellen hervorgerufen, die so reguliert werden können, daß sie in der Lage sind, das Yin und Yang abzuwandeln. Indem man einen Kontakt zwischen zwei Punkten entlang der Meridiane herstellt, können alle wichtigen Organe aktiviert werden.

Li-Heilen

Hierbei wird die makrokosmische Energie genutzt, die unsere Körper nicht erzeugen müssen, weil sie uns immer durchströmt. Wir müssen jedoch lernen, wie wir diese Energie nutzbar machen, speichern und kontrollieren können. Das Potential der makrokosmischen Energie ist verblüffend (siehe 2. Kapitel). Wenn Sie diese Energie mit Ihrer inneren Energie in Einklang bringen können, dann wird Ihre geistige Kraft enorm sein und Sie werden den Samen zur geistigen Unsterblichkeit in sich tragen. Wenn die makrokosmische Energie zu Heilzwecken genutzt wird, verschwinden die Symptome beinahe sofort. Lernen Sie deshalb, diese Energie durch die Ausübung von K'ai Men vollständig zu entwickeln. Dann werden Sie in der Lage sein, Menschen, die dringend Beistand brauchen, zu helfen und zu dienen.

Ts'ao Pen Chih Wu-Heilen

Dies ist im Grunde genommen die Kräutertherapie. Die alten Chinesen erforschten dieses Gebiet sehr ausführlich und machten sich mit den Eigenschaften von über 30000 Heilkräutern vertraut, von denen auch heute noch viele in großem Umfang genutzt werden. Im 16. Jahrhundert schrieb ein chinesischer Wissenschaftler namens Lee Shi Tzen 52 Bücher über dieses Thema, nachdem er beinahe 30 Jahre damit verbracht hatte, die Heilkräuter zu studieren.

Es ist noch nicht allgemein bekannt, daß die alten Chinesen auch den Nährwert von Vögeln, Tieren, Fischen und anderen Seenahrungsmitteln ausführlich studiert haben. Seepferdchen hatten einen ausgezeichneten Ruf als Anregungsmittel; Eidechsen wurden oft bei der Behandlung von Asthma und zur schnelleren Wundheilung benutzt; Sepiaschalen wurden gegen zu viel Magensäure verwendet, da sie ein ziemlich starkes Adstringens enthalten. Eine bestimmte Art von Krabben wurde als Gegenmittel bei Giften eingesetzt, und getrocknete Seidenraupen wurden bei der Behandlung von Epilepsie und Angina verwendet. Heutzutage ist der Gebrauch dieser Heilmittel jedoch größtenteils aufgegeben worden, da alles, was zur Hilfe der Kranken und Leidenden benötigt wird, aus dem Pflanzenreich gewonnen werden kann.

Jeh-Heilen

Hierbei handelt es sich um eine Form der Hitzebehandlung, die intensive Anwendung von Kompressen, um dadurch die Energie entlang der Meridian-Linien zu entwickeln. Gebräuchliche Substanzen sind Knoblauch, Reis, Senf, Ingwer, Moxa und Wasser.

Über die »International Taoist Society«

Die taoistischen Künste wie das taoistische Yoga (K'ai Men), die taoistische Philosophie, die taoistische Heilkunst, die taoistische Meditation, das T'ai Chi Ch'uan und weitere damit verbundene Künste, wurden in England zum erstenmal durch einen chinesischen Geschäftsmann namens Chan Lee eingeführt. Dieser eröffnete für Interessenten der Künste im Jahre 1930 die erste Schule in London. Durch den Krieg mußte sie 1939 geschlossen werden, die Wiedereröffnung war 1950. Kurz darauf wurde eine zweite im Osten von London eröffnet.

Im Jahre 1951 wurden die Regeln zur Graduierung formuliert und die »Chinese Cultural Arts Association« gegründet, damit alle in einer Organisation zusammenkamen. Dies erwies sich als sehr erfolgreich und es entstanden viele Schulen in England und in anderen Ländern. Chan Lee verstarb im Winter des Jahres 1953/54 und Chee Soo, der seit seinem 14. Lebensjahr bei ihm lernte, übernahm den Vorsitz der Organisation.

Im Jahre 1958 gründete Chee Soo die zentrale Lehrschule und setzte die Regeln und Prüfungen für alle Lehrer fest. Diese Regeln und Prüfungen gelten auch heute noch, damit ein hohes Niveau gewährleistet ist. Jeder kann an den Trainingsgruppen für Lehrer teilnehmen, die im allgemeinen alle zwei Monate einen Tag lang stattfinden und unter der persönlichen Leitung von Chee Soo stehen. Es können ebenfalls auch Tagesseminare mit einzelnen oder mehreren Schulen arrangiert werden.

Weitere Informationen erteilen:

The International Taoist Society
426 Charter Avenue, Canley, Coventry CV4 8BD, England

Schule für altchinesische Bewegungskünste
Norbert Meller, Moltkestr. 5, 4432 Gronau

Schule für altchinesische Bewegungskunst, Atmung und Meditation
Rolf Weber, Kiesstr. 8, 6000 Frankfurt 90

Register